医療格差なき日本へ

山田實紘
YAMADA JITSUHIRO

幻冬舎 MC

医療格差なき日本へ

はじめに

日本は世界トップレベルの長寿を誇る国となり、医療技術や国民皆保険制度をはじめとした医療システムは海外からも高い評価を受けています。誰もが分け隔てなく優れた医療の恩恵を受けることができる――それが世界から見た医療先進国日本の姿です。

しかし実態は、このような評価とはかけ離れていると言わざるを得ません。病院や医師の都市部への集中をはじめとした医療資源の地域格差は、患者が診療を受ける機会の平等を奪っています。そのため患者がどの地域に住んでいるか、どの医療機関を受診するかによって受けられる医療の質の格差を生み、結果として命に差が付いてしまいかねない状況です。

さらに日本では医療の細分化が進み、せっかく患者が病院を訪れても医師から専門外と言われ、たらい回しされることも少なくありません。医療とは困っている患者を救うためにあるべきなのにもかかわらず、医療を提供する側が患者を選別する医療者ファーストになってしまっているのです。

私は現在、故郷の岐阜県で6つの医療・福祉施設を運営する法人と看護福祉専門学校の理事長を務めています。

今から約40年前、私は脳神経外科専門医として毎日手術に明け暮れ、忙しさも相まってスタッフに対しても患者に対しても時折尊大な態度をとってしまうような、まさに医療者ファーストの医師でした。私にとって医師としての転機が訪れたのは、病院経営者である叔父に請われ、美濃加茂市の病院に脳神経外科部長として赴任した翌年（1983年）のことです。

ある日肝臓の辺りに激痛が走り、すぐにCTで検査をすると肝臓に大きな腫瘍が見つかりました。そして肝臓がん、余命4カ月と宣告されたのです。

のちにこの診断は誤りで肝血管腫だったことが分かるのですが、末期がん患者として国立がん研究センターに入院している間、私は患者がいかに弱い立場かを身をもって思い知らされました。例えば少し息をするのが苦しくなってナースコールのボタンを押そうと思っても、こんなことで呼んだのかと思われたらどうしようとためらってしまったり、医師や看護師に逆らったら適切な治療をしてもらえないのではないか等と考えてしまったりして、医療を提供する側と受ける側の立場の差を嫌というほど痛感したのです。そして、これまで自分は患者の気持ちに寄り添っておらず、無意識の中で医療者が上で患者は下と考える横暴な医師であったと猛省しました。

この出来事以降、私は患者ファーストで考えられる医師になろうと決意し、「医師は患者のために尽くす必要がある」との思いで病院改革に着手しました。患者が望む最適な医療を地方であっても受けられるようにと、最新鋭の機器導入や救急体制の整備、社会福祉法人設立による医療と福祉の融合等に取り組み、地方の一民間病院を、がん治療から福祉の領域までをカバーする地域医療の中核的な存在に押し上げたのです。

2022年には「地域の、日本の、世界の医療拠点」を目指して中部国際医療センターを開院し、半世紀にわたる医師人生の集大成として新たなスタートを切りました。地方都市における地域の中核病院としての役割を担うだけでなく、陽子線治療装置をはじめ各種高度医療機器を備える等積極的に最先端医療を取り入れ、都市部に劣らない医療を提供しています。中部国際空港からの動線を意識した医療ツーリズム対応の健診センターや、最新の陽子線がん治療センターを設置し、空港から直接来院できるようヘリポートも完備する等、国内外を問わずどんな患者であれ全力で救うための体制をつくっています。
医療の基本精神は人助けであり、人々の健やかな生活のために尽くすことである——これが私の哲学です。日本の医療技術は世界に誇れるものが多い一方、それが全ての患者のために等しく提供されてはいない現状を、なんとかして変えていきたいと考えています。いつ、どこにいても最適な医療を受けられる「医療格差なき日本」をつくることこそ、全ての人の健やかな生活につながるのです。

本書では、私がこれまでに取り組んできた地方での医療改革の軌跡を紹介すると共に、超高齢社会を迎えた日本で今、医療人が取り組むべきことや医療人としてのあるべき姿をまとめています。一人でも多くの医療人にとって本書が道しるべとなり、医療格差なき日本をつくるための一助となれば幸いです。

目次

第2章

「患者ファーストの医療」と「地域医療格差の解消」

超高齢社会を迎えた日本で今、医療人が取り組むべきこと

第3章

目の前の患者がどんな人であれ、全力で救う
徹底した患者ファーストの医療を提供する

第4章 最先端医療を取り入れ、地域の中核病院として地方医療を先導する

第5章 地域だけでなく日本全国、そして世界の医療を先導する病院をつくる

第1章

日本の医療の現状と課題

地域医療格差の拡大、医師不足の深刻化、診療報酬制度の複雑化

名ばかりの「医療先進国」日本

世界トップレベルの平均寿命、健康寿命を誇る我が国は各国から「医療先進国」と呼ばれています。どこでも誰でも優れた医療を受けることができる国民皆保険制度はＷＨＯからも評価されており、アメリカをはじめ、医療政策の一つのモデルケースにしている国がいくつもあります。

しかし日本の医療現場の実態は、このような評価通りではありません。むしろ問題山積であり、今後世界に後れを取る可能性さえはらんでいる状態なのです。

国民皆保険制度は医療を受けられずに亡くなる人を少しでも減らすことを目的に、１９６１年に始まりました。厚生労働省が発表している日本の国民皆保険制度の特徴は、「国民全員を公的医療保険で保障」、「医療機関を自由に選べる（フリーアクセス）」、「安い医療費で高度な医療」、「社会保険方式を基本としつつ、皆保険を維持するため、公費を投入」の4つであり、高い充実度と医療サービスの質は世界的に見ても最高であると言われています。

国民皆保険制度の「どこでも誰でも質の高い医療を安い費用で受けることができる」という理念自体は素晴らしいものです。しかし診療報酬制度の複雑化や地域医療格差の拡大、医師不足の深刻化等、社会の変化に伴って、この平等性が損なわれつつあります。また、この理念はどの医師にとっても共通なものでもありません。どんな症状・患者であっても分け隔てなく診る医師もいれば、専門性に特化して特定の患者しか診ない医師もおり、患者が医療機関を受診しても診てもらえないということも起きています。それ自体は医師一人ひとりの方針が尊重されるべきですが、全体として見た時に患者にとって医療へのアクセスが不便になってしまうことは避けなければなりません。しかし今の日本では、どこの病院で、どの医師に診てもらえるかで受けられる医療の質に差があるのです。

国民皆保険制度によって誰でも平等に適切な医療が受けられるように見えて、実際には多くの医療格差が生まれている、これが日本の医療の現実です。

深刻化する地域医療格差

日本の医療が抱える様々な格差の一つが、都市部と地方で明らかに医療の質の差が生じてしまっていることです。高齢化が進みかつ人口が減少している地方では、評判の良し悪し以前に病院すら近くになかったり、一刻を争う重篤な疾患でも専門医がおらず治療が遅れてしまったりすることがあります。また、最先端の医療機器や医薬品を扱う施設は都市部に集中しており、都市部では受けられる治療が地方では受けられないというケースも少なくありません。さらには、都市部に医師が偏在する一方で、過疎地域では無医村・無医地域が増える等しており、本来必要な医療を地域によっては受けられていないということが起きてしまっているのです。

そうした中、国は地域ごとで医療体制を完結させるシステムの構築を進めています。いわゆる「地域医療構想」というもので、2014年に成立した「医療介護総合確保推進法」によって制度化されました。歯止めのかからない医療費予算の増加を抑えるために導入されたもので、簡単に言えば「超高齢社会に耐え得る、質の良い医療を効率よく提供できる体制を地域ごとにつくりましょう」ということです。

地域ごとに効率的で不足のない医療体制を構築しながら医療費削減も目指しているのですが、そもそも地方では大きな病院が少なかったり、最先端の医療設備が整っていなかったりと、都市部と比べて土台となる医療のレベルや質が違っています。地域医療構想は都道府県ごとで策定するため、都道府県をまたいでの平等性は担保されません。土台にズレがあるのに地域ごとで完結させるような医療を目指してしまうと、地域によって体制も医療の質もばらばらとなり、相変わらず都市部には医療機関が集中し、地方は医療過疎地域化が進み、差が広がる一方になるのは目に見えています。

また、地域医療構想は医療格差を生むだけでなく、日本全体の医療の質を下げることにもつながりかねません。この構想では高度急性期、急性期、回復期、慢性期の4つの医療機能ごとに医療需要と病床の必要量を推計するため、実際には病床数削減のための政策などとも言われています。日本は世界と比べて病床数が多い国です。2023年にOECD（経済協力開発機構）が発表した資料によると、2020年の日本の病院数は8238施設で、これはOECD諸国のうち第2位にランクインしています。医療政策の世界では以前から「病床が多いと医療費を増やす」という考え方が支持されており、過剰な病床を削れば、増加する医療費を抑制できるだろうというわけです。

しかし、病床の削減は地域で混乱を引き起こす恐れがあります。具体的には病院再編が行われることで急性期病院の数や一つの病院内の病床数が減り、住民の不安や反発を招く恐れがあるということです。医療費を減らそうとするあまり病床数を削減し過ぎると、医療へのアクセスが困難な医療難民が生まれたり、入院を必要とする患者の選別が行われたりしてしまいます。たとえ医療費は抑えられても、患者が必要な医療を受けられないようでは本末転倒です。

医師不足と医師の地域偏在により さらに医療格差が生まれる

さらに近年の日本は、医師不足の問題が顕著になってきていますが、これも医療格差を生む要因の一つです。日医総研のレポートによると日本の人口1000人あたり医師数は2・4人であり、世界38カ国が加盟するOECDの平均3・5人を下回り、下から5番目に甘んじています。国によって医療制度が違うため単純な比較はできませんが、先進国と比べて医師の絶対数が不足していることが分かります。今後急速な高齢化を背景に医療ニーズが高まっていくことを考えると、医療を提供できる医師の数がますます足りなくなってしまうこと自体、大きな問題です。

医師不足の原因はいくつか考えられますが、その一つとして過去の政策の影響が挙げられます。かつて国は将来的な医師の過剰を懸念し、1982年、1997年の閣議決定

［図１］人口1,000人あたり医師数（各国の値は2017年またはそれに近い年のデータを参照）

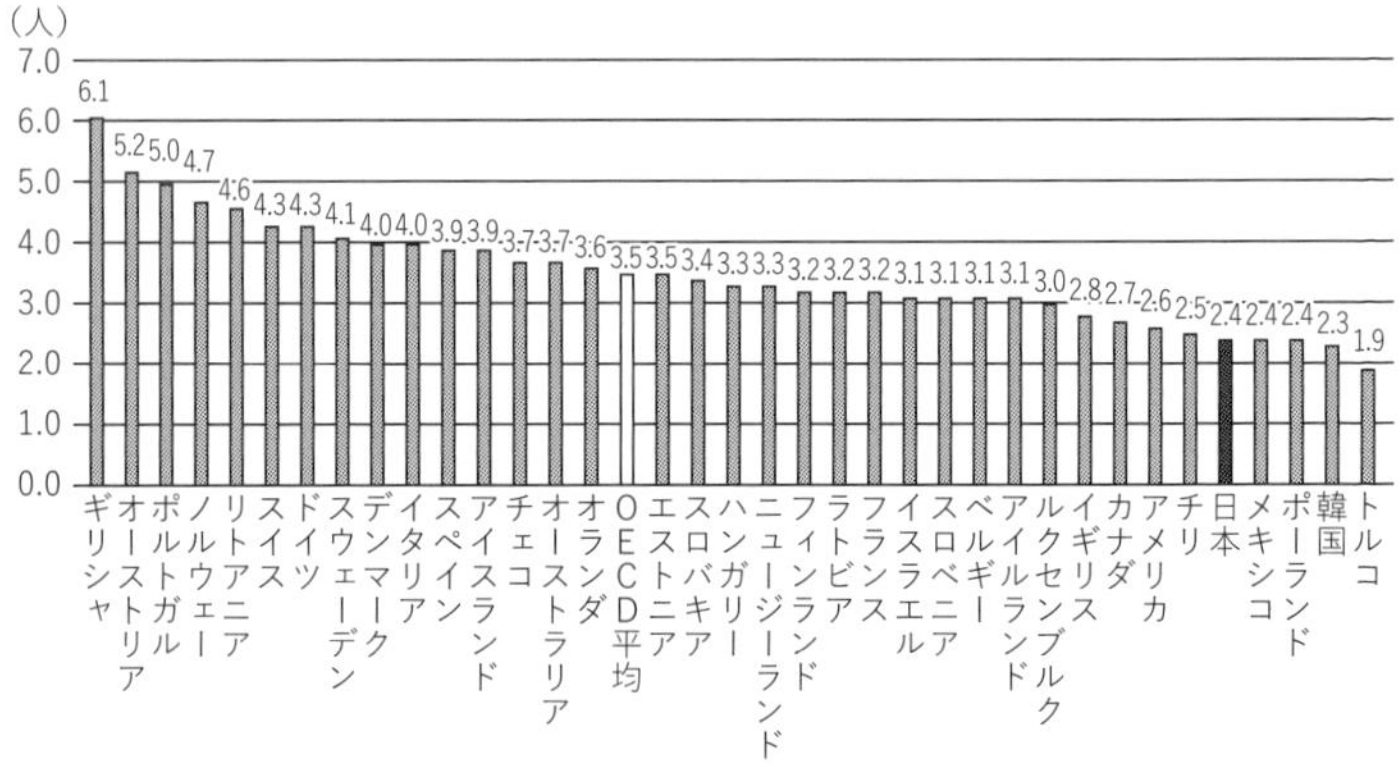

出典：日本医師会総合政策研究機構「医療関連データの国際比較－OECD Health Statistics 2019－」をもとに作成

で医学部の入学定員を抑制しました。

２０００年に入ってから医学部の入学定員を過去最大規模まで増員する等の政策転換をし、医師数自体は再び増えてきているものの、医療ニーズに対して追いついていない実情があります。

医師数がそもそも足りないだけでも問題なのですが、さらに地域偏在の問題もあります。厚生労働省「令和２（２０２０）年医師・歯科医師・薬剤師統計の概況」によると、医療施設に従事する人口10万人あたりの医師数は２５６・６人ですが、地域によって大きく下回るところがいくつもあります。

［図2］都道府県（従業地）別にみた医療施設に従事する人口10万人あたりの医師数

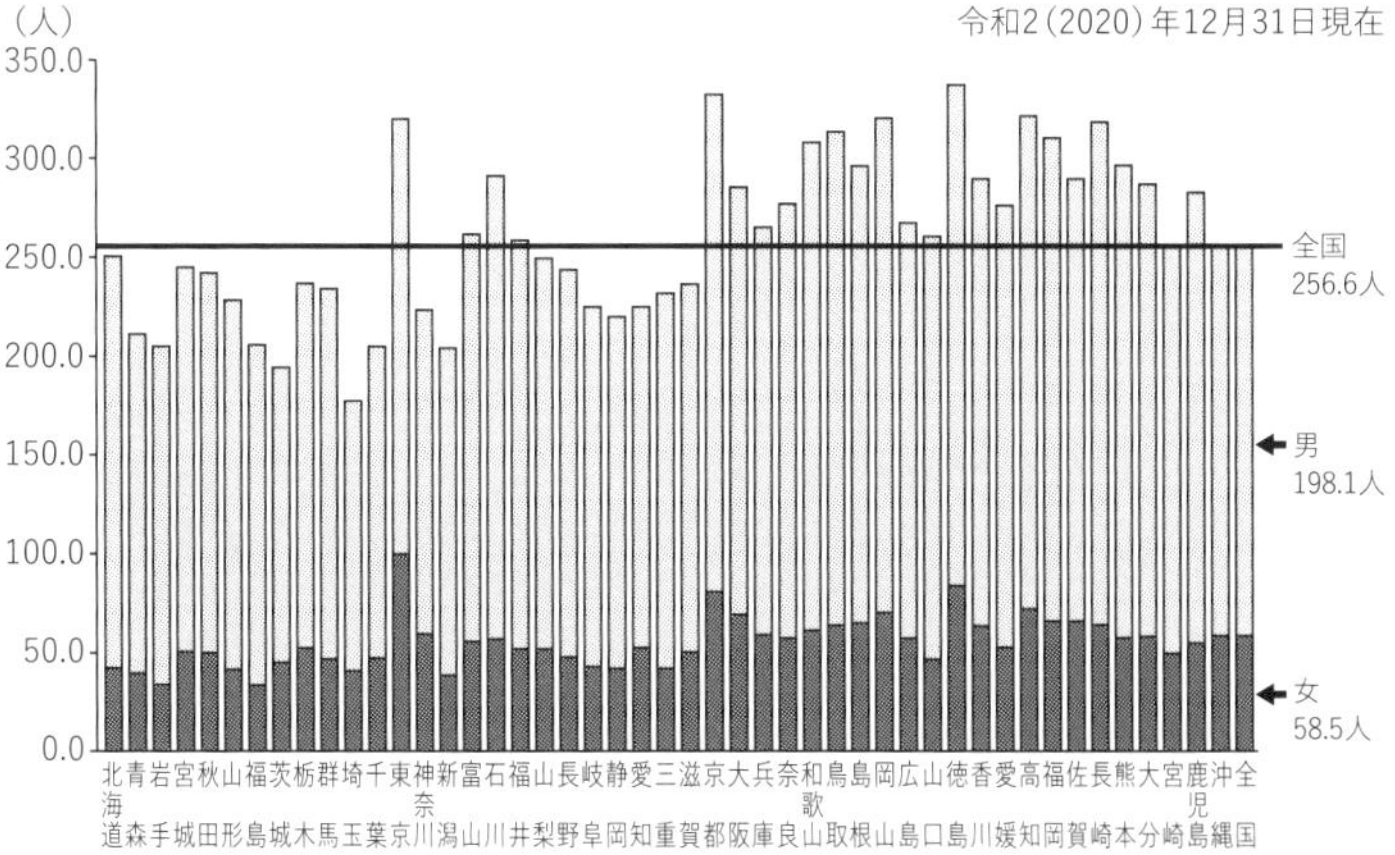

出典：厚生労働省「令和2（2020）年医師・歯科医師・薬剤師統計の概況」

地域偏在が深刻化した原因の一つは、2004年にスタートした「新医師臨床研修制度」です。それまで初期臨床研修は卒業した大学の医局を中心に行われてきましたが、この制度によって研修医は任意の研修先を選べるようになりました。全国どこでもいいとなると、アクセスが良く患者数も多く医療設備が整っている都市部の病院を選ぶのは当然の心理です。その結果、地方の病院に医師が来なくなり、地域偏在が広がってきているのです。

患者のためになっていない診療報酬の改定

医療格差が生まれている背景には、現在の診療報酬制度も関係しています。今日本では、深刻化する高齢化を背景に医療費増加が続いています。国民皆保険制度は、主たる医療財源を国の予算から確保することが前提となる制度で、国は診療行為ごとの報酬を厳密に定めています。国の2024年度予算案では、社会保障関係費は計37兆7200億円で、そのうち医療は12兆3000億円と3割ほどを占めています。医療費が国の予算を圧迫していることが問題視されている昨今、2年ごとの診療報酬改定の際にはあちらの治療には保険点数をこれだけにして、こちらの治療をその分増やして等、まるで綱渡りのように細かな調整をしています。

改定にあたっては厚生労働省が日本医師会や健康保険組合連合会等の利益集団の意見を優遇したり、財政当局の意見を聞き入れて反映させたりすることで複雑なルールが増える一方になってしまっています。足して2で割るような調整を繰り返した結果、「◎◎では加算」「××では減算」「加算の要件は△△を満たすこと」といった形でただし書きが増え、制度自体が分かりにくいものになっているのです。

また、国は推進したい医療行為の方向性には手厚い点数配分をして、反対に推進したくない医療行為には点数配分を少なくします。この診療報酬制度がある意味政策的な形で使われてしまっているのです。すると、医療機関はより収入の得られる方を選択せざるを得ず、病気による医療格差も生まれる原因になります。

このような診療報酬の決め方は、疾患や状態によって提供する医療に金額的な差を付けてしまっており、患者のためになっているとは言えません。このままではいったい誰のための診療報酬制度なのか分からなくなってしまいます。

官尊民卑の価値観が染みついてきた弊害

このように保険制度をはじめ、日本における医療や介護政策は国がトップダウンの形をとり、民間はその動向を見ながらあとに続くといった流れが出来上がってしまっているように思います。日本は〝お上《かみ》の国〟という意識が根強く、国公立は優秀で、民間はその下という官尊民卑の価値観が染みついているのです。

それは一般の人々の医療機関に対する価値観にも影響しています。患者は何をもって受診先を決めるかと言えば、多くはネームバリューに頼らざるを得ません。そうなると、民間よりは国公立の方が「昔からある」「公に認められている」といったイメージから安心感があり、たとえ近くに良い民間病院があっても、わざわざ遠方の国公立を選ぶ傾向があります。

もちろん国公立も千差万別なので、選んだところでたまたま良い医療を受けられるということはあると思います。しかし、国公立であることが、良い医療を受けられるお墨付きになるわけではありません。

概して大学病院も含めた国公立の病院は、研究、教育、臨床をバランス良く担うことが求められる機関です。確かに希少疾患の治療においては症例数が多いかもしれませんが、それも研究の一環です。

まして国公立の医療機関は赤字になっても税金による補填があるので、診療報酬が引き下げられてもそれほど大きな痛手になりません。費用対効果も国民に対しオープンになっているとは言えず、高コスト低サービス体質を生み出す元凶となっています。

さらに国公立の大学病院では、伝統的に臨床の腕がどんなに良い医師でも二流とみなされる風潮があります。そもそも医学部は、教育・研究・臨床を三本柱とし、それぞれ同程度のウエイトが置かれるべきなのですが、国公立では臨床の医師よりも研究で成果を上げる医師が優遇されがちです。つまり、「論文をたくさん書く医師」、さらには「インパクトファクターが高い医師」が一流とみなされるというわけです。多くの患者の命を助けることよりも、自分の出世のために研究に打ち込む医師の方が上に位置する世界とも言えるでしょう。教授の椅子もインパクトファクターで争われる傾向が強く、臨床の医師の腕は二の次、三の次になっているのです。

等しく大切な命に格差を生まないために

こうした様々な医療格差が生まれる背景がある中で、私はそうした状況でこそ、一人ひとりが医師として高い志を持って医療に携わることが大切だと考えています。医師の技術面ではなく精神面の教育が行き届いていないというのでは、医療先進国とはそれこそいえなくなってしまいます。

臨床の現場で私が大事にしている「患者の気持ちを汲み取る」「心の痛みが分かる」といった心やコミュニケーションの領域を大切にしている教授や教授候補は決して多くはありません。

そういう教授の医局に入っても、患者の心の痛みを知り学ぶ機会を得られませんから、人の気持ちが分からない医師が増えてしまうという悪循環に陥りがちです。現に日本の医療現場では患者の気持ちに寄り添い、患者を助けるという強い使命感に燃えた「仁の哲学」を持つ医療人が少なくなっていることを私は肌で感じ、日本の医療の衰退を危惧しています。

確かに医療技術の面で日本は今、世界をリードする立ち位置にあると言えるでしょう。60年以上もさかのぼる自分の幼少時を思い返すと、今の医療技術の進歩は隔世の感があります。

しかし同時に、ハイテク化が進んだ日本の医療で、極端なテクノロジー偏重の医療が散見されるようにもなってきました。今の日本の若い先生たちは、二言目には良い機械が欲しいと言いますが、最先端テクノロジーの機械がないと医療ができない医師に本当の〝人を診る〟術が備わっているとは、私には思えません。

私の父も医師でした。肺結核が多かった時代に父は、当時の日本ではまだまだ数の少なかったX線の断層写真による診断を行っていました。CT等ない、そんな時代でした。それでもがんや心筋梗塞等を診断していましたし、病巣を見つけ手術もしていました。

確かに、生命科学や医療技術の進歩に合わせ、常に内容を刷新していかなければならないのが医学の課題ではありますが、テクノロジー偏重になるあまり、基本がおろそかになっては困ります。実際に医療現場では、一部で臨床試験や放射線検査へ過度に依存し、医師が患者と向き合う時間が犠牲になっている実情が垣間見えます。聴診器が過去の遺物扱いされたり、視診や触診等の基本的な身体診察のやり方が身についていない医師がいたりします。

各種画像検査や生体検査をすれば診断できるという考え方が、若い医師ほど浸透しているように感じますが、それで医師として必要十分な能力を持っているとは私にはとても思えません。

こうした医師が増えているのは、医師を育てる医大や学会等の組織の風土がそうなっているからです。研究の新規性も先端技術に関するものが評価される傾向にあり、そうした技術をいち早く取り入れた医師が優秀であると思われています。

しかし、医師、特に臨床に携わる医師にとってそれは医師の価値として上位にある条件なのでしょうか。患者にとっては、必ずしもそうではないと私は思うのです。

「医は仁術なり」の精神が忘れられつつある

「あなたは機械に自分の命を任せることができますか」と聞かれて、肯定的な患者はまずいないのではないかと思います。機械を否定しているのではありません。機械を使っている人間が機械的になってはならないと言っているのです。

生身が分からない、人間の体の状態をデータでしか判断できない、もっと言えば、データを集めればその人の体内で何が起こっているのかの全てが分かると言わんばかりのおごりが、先端的医療重視の風潮からは垣間見えるような気がしてなりません。

手で触れる、目で見る、話に耳を傾ける……そうやって生身の人間として患者を知ろうとしなければ、正確な診断にならないと私は信じています。つまり、触診、視診、聴診等の診察の基本をきちんと実践することです。

生身が分からなければ、その人の心の痛みも分かりません。機械の部品を直すかのように治療するのでは、本当にその患者が苦しんでいることへの解決にはなりません。当然、患者には不満が残るでしょう。

そしてきちんと患者の目を見て、話す。患者の気持ちを思いやりながら対話する中で、信頼関係が生まれ、双方の納得のもと治療が行われるのです。

世界には高度な医療機器がそろっていない国等たくさんあります。私自身も様々な国を視察し、そこで医師が一生懸命に自分の知識と技術を駆使して診察し、経験も踏まえ診断をしているのを目の当たりにしてきました。何が何でも救うという真摯《しんし》な姿勢、人の命を救うことをもって志とするその誇り高き姿は、古くから日本で言われてきた格言「医は仁術なり」に通じると私は思います。持てる全てを惜しみなく患者に捧げ尽くしている医師の姿を、私は海外の医療後進国と呼ばれる国の視察を通して何度もこの目に焼き付けてきました。

一方日本では、ごく身近な診療の一場面でも昨今はパソコンのモニターばかり見ていて、患者の方を向いて会話しない医師が増えている等という話が耳に入ってきます。日常診療でそんな態度の医師が、大きな手術や治療になったら患者をよく見て心配りすることができる等ということはあり得ません。

医の道とは単に病気を治すことではなく、人を思いやり、仁愛の徳を施す「博愛の道」である——そんな「医は仁術なり」の精神が、今や当の日本で忘れられつつあるのは非常に残念で情けないことです。

第2章

今、医療人が取り組むべきこと

超高齢社会を迎えた日本で

「患者ファーストの医療」と「地域医療格差の解消」

医師は人助けのためにある

地域医療格差の拡大、医師不足の深刻化、診療報酬制度の複雑化等がもたらす歪みは、いわば政策レベルで変革していく必要があります。そして同時に、医師一人ひとりの意識や個々の医療機関の風土を現場レベルで変えていくという、二方向のアプローチで解決していかなければならないとも考えています。

このうち医療の政策は一気に変えようとしてもなかなか難しいものですが、医療現場での医師の意識や組織風土の改革は今すぐにでも、解決に向けて取り組むべきです。日本の医師教育制度やカリキュラムはすぐに変えることができなくても、そこで学ぶ一人ひとりの学生や研修医に医師たる者の基本姿勢や心構え等、原点に立ち返れと諭すことは可能です。一人ひとりの医師の意識が変われば、今ある教育制度等の枠組みは変わらずとも、一人前の医師になるまでの「学びの質」が変わっていくと私は信じています。

何よりも大事なのは、「医師は人助け」であるということです。私はそのことを、同じく医師であった父から教わりました。

父は戦前から、現在の岐阜県美濃加茂市下米田町で医院を営んでいました。一般人が車を持つ等考えられない時代で、往診の際には米軍の払い下げを受けた中古でおんぼろのハーレーダビッドソンにサイドカーをつけ、看護師を乗せて砂利道を駆け回っていたのでした。真夜中でも急患の知らせが入ればすぐ駆けつけられるよう、寝る時も着替えずズボンをはいたまま床についていました。

幼い頃からそんな父を見て育った私は、「医師とは人のために働くもの」と心に強く刻み込み、尊敬の念を持って、同じ道を歩もうと決めたのです。父は、医師のなんたるかを面と向かって私に言わずとも、「医師は人助けをする仕事、人助けのために身を粉にして働いてこそ医師である」と、常に背中で教えてくれました。

自分が医師になったのち、少なくとも医局の4年目くらいまでは24時間フルタイムの診療を当然のようにこなしていました。それも父の、患者のために尽くす姿が脳裏に焼き付いていたからこそ頑張れたのだと思います。

がん患者としての経験が教えてくれたこと

父をロールモデルとして医師の心構えを学んだ私も若い頃は患者に対し、傲慢なところもあったと省みています。私は30歳で、当時としては最年少の脳神経外科の専門医に認定され、東京の大学病院で来る日も来る日もメスを握り開頭手術に明け暮れていました。脳外科は非常に精密な手技が求められ、ミスが命とりや想定外の重大な後遺症を引き起こしますから、私は常にぴりぴりし、時に周囲の医療スタッフを怒鳴りつけたこともありましたし、患者にも尊大な態度をとってしまっていたと思います。

そんな私に生き方の大転換をもたらした決定的な出来事が40歳を目前にして起こりました。がんの宣告です。

当時勤務していた木沢記念病院を経営していた叔父に請われ、私が脳神経外科部長として赴任してから丸1年が過ぎた頃のことでした。ある夜、突然すさまじい腹痛に襲われた私は、自院であわてて処置を受け、これは尋常な痛みではないと判断し、CTを撮ることにしたのです。

ところが、撮影は終わったはずなのに、技師がいっこうに撮影台から下ろしてくれず、雰囲気がざわざわとしています。どうも様子がおかしいと自分でベッドから下り、モニターを見ると肝臓の左葉にこぶし大の腫瘍が確認できました。すぐに自院の外科医を呼んでモニターを見せたところ、肝臓がんだと言うのです。

驚いて別の総合病院の外科医にも画像を見てもらいましたが返事は同じでした。さらにアイソトープ等の自院でできる検査は全部しましたが、結果は変わらず肝臓がんであと4カ月の命という見立てだったのです。

非常に衝撃を受けたものの、しかし私は最初のCT検査の画像を見た時点で、これはがんではなく良性の腫瘍ではないかと疑っていました。というのも、がんにしては細胞の境界が明瞭だったからです。

私は肝臓に関する文献や論文を片っ端から調べ、がんではないとの確信を深めていったものの、紹介を受けた国立がんセンター（現国立がん研究センター）の消化器がんの権威と言われた医師に診てもらっても結果が翻ることはなく、その病院で手術を受けることになりました。

諦めきれない私は、術後の病理検査を再度依頼しましたが、またも肝臓がんとの判定でした。染色方法を変えて再検査をとしつこく食い下がりましたが結果は同じでした。日本のがん診療で最高峰と言っていい大病院が出した結論でしたがやはり信じ難く、つい「絶対良性ですよ」と語気を強めたら、「脳外科医の分際で、我々肝臓の権威に対してそんなことが言えるのか」とか、「患者は誰でも良性を望むものだ」と返され、険悪なムードになってしまいました。

自分の体のことは自分がよく分かっているつもりでしたから、どうしても自分の腫瘍は悪性であるとは思えなかったのですが、ここまで言われては受け入れるしかありません。

手術後2週間の入院生活を終え、岐阜に帰ってきて、脳神経外科医として手術に明け暮れる日々を送る中で、手術室に入るたびに、この患者の命を助けたら自分の命を1日延ばしてくれるかなあと、神と駆け引きをするような心境になったものでした。そのような気持ちで手術を行っていたからなのか、岐阜に帰ってきてからの脳外科の術後の成績はとても良くなったのです。くも膜下出血の治療でも従来よりも予後良好になる手術法を開発する等、それまで以上に自分の医師としての仕事に打ち込むようになりました。

しばらくして、衝撃の事実が発覚しました。なんとあれほどことごとく否定された、私の見立ての方が合っていたのです。というのも、私が何度もおかしいと言うので、主治医がアメリカのスタンフォード大学の知り合いに病理標本を送ったところ、良性であるとの判定が下っていたのでした。


問題はここからです。誤診であることが分かったにもかかわらず、患者本人である私には全く知らされなかったのです。アメリカで診てもらったことも、結果が良性であったこともです。それではどのように私が知ったかと言えば、国立がんセンターを退院して1年ほど経ったある秋の日、余命4カ月と言われたがまだ生きていることを主治医に知らせようと、岐阜から手紙と梨を送ったことがきっかけです。ほどなく返事が届き「そういえば……」と、事の次第がまるで世間話のようにさらっと書かれていたのです。

驚いた私がすぐに電話し直接確認すると、なんと9カ月も前に判明していたとのことでした。良性だったことはもう心底ほっとして言葉にならないほどの喜びを感じましたが、同時になぜすぐ教えてくれなかったのだろうかと理不尽な思いが湧いてきました。

そこで先方に尋ねると、「外来に来た時に伝えようと思っていた。しかし君は来なかったじゃないか」と返ってきたのです。確かに私は、退院後は国立がんセンターの外来へ行くことはありませんでした。私には自院の仕事もありますし、手術後のフォローアップは自院で処置できるので必要性がなかったのです。

しかし余命4カ月とまで言われたがん患者に、良性と分かっていながら「来ないから言わなかった」というのはあまりにも傲慢過ぎます。私は憤りを感じました。もし私が主治医にまだ生きていることを知らせる手紙を送らなければ、この先もずっと死の恐怖におびえていたと思うと、こんなことは決して患者に対してする行為ではないと怒りはさらに膨らみます。

しかし当時はそれが、医療界全体の常識だったのです。そのため特定の病院がどうというのではなく、その日本に当たり前とされていた医療者と患者の上下関係に対して、とても憤慨したというわけです。

患者ファーストの医療を

がんと誤診されたことは私の人生を大きく狂わせましたが、今ここでそのことを批判するつもりはありません。確かに、がん診療の国内における最高峰の一つである国立がんセンターの診断、さらに我が国の最高学府である東京大学医学部の病理検査をもってしても誤診だったのかと、当時は大きな憤りを感じました。しかし故意なわけではありませんし、人がすることである以上、誤りもあり得ると思います。

それよりも私が立腹したのは、患者が非常に弱い立場として扱われていた現実に対してでした。医師とは患者の方から話を聞きに来るのが当たり前だと思っていて、人生を180度左右するような重大な告知ですら、患者からお伺いを立てなければ教えないという傲慢な存在であるということに愕然としました。それは日本を代表するような病院の超一流の医師でさえ例外ではなかったのです。

それだけではありません。手術前後の約1カ月間の入院生活も、どうして患者はこんなに肩身の狭い思いをしなければいけないのかと、釈然としない思いを常に抱えながら過ごすことになりました。

例えば、偉い先生の回診は大名行列等と言われ、若い医師や看護師がぞろぞろついてきますが、彼らの表情から、患者に対する憐れみの色がはっきりと見て取れたものです。こんな態度をとられては、病気と闘おうとする患者の心も折れてしまうと、私は不愉快さを隠せませんでした。

ところが私の方も、入院中は医療者の顔色をうかがうような、いわゆる患者心理に陥ってしまったのも事実です。医師の私でさえ、いざ自分が患者になると、医師や看護師に逆らうようなことを言うと不利になるのではないかと考えてしまうのです。

例えば、ナースコールのボタン一つ押すのでも、こんなことで呼んだのかと思われたらどうしようとためらってしまうあり様でした。それまでの、脳神経外科の専門医として手術に打ち込み、日本の最先端にいると自負し自信にあふれていた自分はどこへやら、患者の立場とはかくも受け身で弱いものだったかと、嫌というほど思い知らされました。

しかし入院生活が長くなるにつれ、だんだん冷静になり、自分の心境にも変化が表れました。他ならぬ自分自身も、これまで医師として傲慢だったのではないか、患者の苦悩や医療者への恐れを理解していなかったのではないかと省みるようになってきたのです。

そして、そんな風潮が当たり前になってしまっているような今の日本の医療は間違っているとの思いも、日増しに強くなりました。そして国立がんセンターに入院していた約1カ月間で、これからは「患者ファースト」――目の前にいる患者を何が何でも救うために全力を尽くすこと、そして患者の気持ちを最優先し、正確で最適な医療を提供すること――を実践しようと心に誓ったのです。この時私は、医師として「再生＝リボーン」したと言っても過言ではありません。そしてこれが、悲惨だった私の誤診騒動における唯一の、そしてとてつもなく大きな収穫となったのです。

私の患者ファーストの理念はこうして生まれ、その後20年余の間に設立した社会医療法人、社会福祉法人、看護福祉専門学校も同じ理念のもとにあります。

患者の人生を良い方向に持っていくのが医師の務め

医師は病気の専門知識を持ち、治療の技術を持っているという点では患者よりも上といえるかもしれません。しかしだからといって人間として優れているわけではありません。医師は患者の人生や価値観に敬意を払い、尊重しなければなりませんし、持てる知識や技術を駆使して患者に尽くすべき存在であることは言うまでもありません。

私は自分ががんの診断を受けた際、余命4カ月と早々に告げられました。画像や病理検査結果を教科書的に照らし合わせたうえでの、しかも権威ある先生による判断だったとはいえ、このにべもない余命宣告がどれだけ人に絶望感を与えるか、身をもって知っています。

日本の医療現場はインフォームドコンセントを得たい時往々にして、こうしたデリケートな話もあまり楽観的なことを言うとそうならなかった時に責められるからと保身に走り、シビアな可能性を強調する傾向があると私は思っています。

しかし、人間には自己治癒力があり、それは精神的なものが大きく左右します。ですから私は、特に余命について話す時には「あなたには治ろうとする力があるから、頑張れば良い方へいくかもしれない」と努めて安心感を与えられる言い方をします。そうすることで、その人の免疫力も強くなるでしょうし、それによって予後が改善する可能性はいくらでもあると思うのです。


治療法が複数ある場合の選択についても、患者自身で決められず「先生、選んでください」という場合が多々あります。私はそんな時「あなたが私の家族だったら、私はこういう方針にします」と自分の考えを述べるようにします。そうすることで患者の目から迷いが消え、安心した表情になるのです。

教科書通りにすることが、ベストとは限りません。患者にはそれぞれ、これまでたどってきた人生の物語があり、大切にしているものがあります。医師はそれを最大限に尊重したうえで、医学的知識を駆使しながら、その物語を良い展開へと持っていけるように最大限の努力をする、それが医師の務めだと思っています。

人格形成の余裕がなくなった教育課程

医学という学問は人を治し癒やすための、人間を対象とした学問です。生物学や化学といったサイエンスが基礎にあることは言うまでもありませんが、人の心を知らずして人を治し癒やすことはできません。

医師として社会に貢献していくには、社会の一員であるとの認識を持って、患者をはじめ周囲と円滑な関係を築いていこうとすることがまずは大切です。

そして、患者との良好な人間関係を築くには、人生観や成育歴、習慣や好み等、その人の人となりをつくり上げている非科学的な要素も理解のうえ、それらを踏まえた接し方をしなければなりません。学問で言えば、医学だけでなく心理学や行動学等の人文科学的な視点も、医療者には不可欠です。また全ての医師は医療法のもとで仕事をしますし社会保障制度の中で役割を担っていくわけですから、こうした社会経済や法律の知識ももちろん必要です。一言で言えば「教養」です。

ところが今の医学教育にはその部分が手薄になりがちと言わざるを得ません。なぜかと言えば、6年間の間に学ぶべきことが今は多過ぎるからです。昔は教養課程が1～2年あり、倫理や社会学をしっかりたたき込まれたものでした。そのうえで病理学や解剖学を学び、臨床医学へというステップを踏んでいきました。しかし今、教養は1年の前期くらいしか時間が割けないと聞きます。医学部にいる間に、道徳であるとか、博愛精神であるとか、医師としての人格形成に寄与する内容を教える場は、ほぼないに等しいのが今の医学教育なのです。

かといって、高校三年生までの間にそれらの素地になるような哲学や社会学を学べるかと言えば、受験一色になってしまいとてもそんな余裕はありません。かくして哲学のない、「技術屋」の医師が量産されてしまうのです。

そのような医師でも、国家試験に受かったとたんに周囲から先生、先生と呼ばれるようになりますから、技術だけで治そうとしてしまいますが、本来、医師はハートで治していかなければならないものです。その点、アメリカでは4年生大学で哲学や社会学等をみっちり学び学士号をとらなければ、日本の医大に相当するメディカルスクールの受験資格が与えられません。この違いが、日米の「ハートの差」、ひいては「医療の質の差」を生み出すと私は思います。

行き過ぎた専門別の体制が患者にとってデメリットとなっている

現代の日本では医療が目覚ましく進歩し、高度な技術や深い知識が求められるようになってきたことを背景に、専門化の動きが加速していきました。今は各診療科の学会ごとに専門医制度が設けられており、規定の研修や試験を受ける等の条件をクリアした医師が認定されるようになっています。

この制度は、医療の水準を高める狙いもありました。専門医の資格をとることが医師のキャリアアップであり、広く診るというよりは専門を究める方が良い医師であるとの価値観がつくられていったのです。

患者にとっても、より専門性の高い医療を受けられることはメリットかもしれません。しかしその半面、複数の病気を持っている人は診療科別に受診しなければならず、担当医もばらばらで、「結局、自分の主治医は誰だろう」ということになってしまいます。

診療科別に複数の担当医がいても、せめて一人は全部が分かっているような体制がとれればいいのですが、今の日本の診療科別が徹底した体制での医療、いわゆる縦割り医療ではそれも困難です。

専門を究めることが悪いとは言いません。明らかに、その診療科で診るべき疾患と診断がついているケースであればいいでしょう。しかし例えば、病名も原因も分からないケースでは、いわゆるたらい回しになり、重篤な病気の発見が遅れる危険性があります。

今の日本は世界のどの国も経験したことがない超高齢社会に突入し、総人口に占める高齢者の比率つまり高齢化率は2023年で29・1％に達しています。内閣府「高齢社会白書」（2021年版）によれば、2035年には約3人に1人が65歳以上との推計も出ています。そして社会の高齢化が進むほど、こうした縦割り医療の弊害は顕著になっていきます。診療科が異なる複数の疾患を併せ持っていることが多い高齢患者は効率の悪い通院を余儀なくされる他、薬の多剤投与、重複服薬も問題になりやすいからです。もちろん、経済面においても好ましくありません。

しかし、日本政府は、高齢者の社会福祉問題に対して、どちらかと言えば介護の充実を優先してきており、医療面の取り組みは後手に回っている感が否めません。例えば介護老人保健施設や特別養護老人ホーム等の施設数は介護保険制度の導入後顕著に増えている一方、高齢者を総合的に診る診療科の創設が論じられるようになったのはごく最近のことです。複数疾患を併せ持つ高齢者は診療が複雑化し敬遠されがちなのは今も変わらず、十分な体制がつくられていないのが問題です。小児科は昔からあるのになぜ老人科がないのかと、私はずっと疑問を抱いています。

もっとも、国も何もしていないわけではなく、数年前から「総合診療科」を充実させていく施策を出しており、これらの課題を解決しようとしています。しかし日本は既に、各診療科の細分化がかなり進んでしまった段階であり、今さら総合診療が大事だから新設しましょうというのは順番がおかしいのではないかと思うのです。本来は、医師全員が総合診療医に必要な知識を学び、そのあとで自分が究めたい専門の道へ進むのが筋だと思うからです。その点、アメリカでは全ての診療科を学んだあとに、専門を決めていくキャリアパスが徹底しています。

日本はと言えば、研修医はスーパーローテート形式で自分の専門外の診療科も経験する機会は与えられるものの、専門医によるレクチャーが中心でプライマリケアでの基本的な診療を学ぶ場になかなかならないとの指摘がされています。全ての科は難しくとも、せめて一般内科と小児科のプライマリ医が務まるくらいは診ることができるようになるべきだと思いますが、研修では実践力がつかず、終われば自分の専門の道一本になるので、結局役立つレベルに至らないのが実情です。

ただし、たとえそうしたキャリアパスがなくても、本当に「患者の役に立ちたい」という思いが個々の医師にあるのならば、自分の専門でなくても地道に努力してどんどん勉強すればいいし、それはできるはずだと私は思うのです。

自分が研修医になった時、ちょうどインターン制度が廃止され、自分は研修医制度の第一期生でしたが、個人的には一年間のインターン暮らしを経験していろいろな科を回りたいと思ったものでした。

そのため、アルバイトで当直に行く時は、脳外科ではない病院を選び、自分が学びたい内科や整形外科、産科の医療を教えてもらいました。

このように、自分自身のやりようによって習得する機会を得たのです。今の日本は当時とは比べものにならないほど情報技術が発達し、リソースも豊富なのですから、どんどんチャレンジしていけるはずです。

命の尊厳を見つめ直し、原点にかえれ

このように臨床の現場に長年携わってきた私は、命を守ることの大切さ、生命の尊厳という言葉に対し、今の日本では若い人ほど重みを感じていないように思っています。世界には、今日の食べる物に困っている人や、明日生きられるかどうか心配な人であふれかえっている国や地域がたくさんあります。対する日本は、長い経済低迷期と言われていてもな

お、食べ物を粗末にしています。フードロスという言葉がはやるのも、普段廃棄される食品がいかに多いかの裏返しと言えるでしょう。

日本人は、自分たちが貧困に直面しているわけでもなければ、命が危ぶまれるような貧困がいったいどんなものかを知ろうともしません。私がライオンズクラブ国際協会の執行役員として海外視察でいわゆる貧困地域へ行く際には、現地のメンバーのコネクションを活用して、実際の生活が営まれている現場を回ります。そうでなければ、豊かな社会の価値判断だけで支援を考えることになり、自己満足に終わってしまいかねないからです。

しかし、政治家が海外視察で貧困地域へ行く際には、その国の政府があらかじめお膳立てしたコースを回ってくるだけです。それではその地のリアルな暮らしぶりは分かりません。一般の人も、旅行は自分のリフレッシュやリラックスが目的であり、人が飢えて亡くなっていくような貧しい国やエリアに足を踏み入れることはまずありません。医師もそうです。勉強目的で海外へ行く機会があっても、訪問先は有名な病院や研究機関ばかりで、最先端の医療機器や技術、知見に触れ、それで賢くなった気になり帰ってくるだけです。これまでに自院に赴任してきた若手医師たちから、満足な医療設備もないようなスラム街で、一刻を争うような救命の現場を見てきた、等という話は聞いたことがありません。

日本人は、死ぬことを非日常的なものとして遠ざけ、生きるか死ぬかの瀬戸際にある人々のことも、目を向けずに済むならそれに越したことはないと思っているようです。

しかし死が分からなければ、命の大切さも実感できません。日本は〝平和ぼけ〟なのです。医師も、頭では医師たるもの人の命を救うためにあると分かっていても、いざ命を救えるかどうかの瀬戸際に自分が置かれた時、何が何でもこの命を守る、といった強い信念を持てるのかは疑問です。個人の問題だけでなく、医療政策や教育、また病院経営も、「人の命を守る」という大前提が崩れ、ハートのないものになりつつあることに私は危機感を抱いています。

現在日本は医療技術と医学研究の面で、世界に誇れるものが多いのは確かです。しかし、その一方で、医師の志や医療経営という面でみると、患者の命を守るため、病気を治して健康を守るという、医療の原点がいつの間にか軽視されてきているのです。どこの地域に住んでいる人でも同じように平等に治療が受けられ、誰でも救われるべきであるのに、今の日本の現状は、あるべき医療の原点からどんどんかけ離れていってしまっていると私は危惧するのです。

少子高齢化が止まらずどこの国も経験したことがない超高齢社会の進行が止まらない中、なんとかそうした流れをくい止めていかねばなりません。目の前の病気で苦難に直面している人を救い、住んでいる場所や経済条件にかかわらず、それぞれの患者が望んでいる最善の治療を等しく受けることができるように、医療人は今こそ危機感を共有し、本来あるべき医療の原点を見つめ直し、様々な日本の医療制度で生じている問題を英知を結集して一つひとつ解決し、「人の命を守る」ために邁進《まいしん》していくべきです。

キューバの視察で得た教訓

私はライオンズクラブの国際会長時代に、地球80周分、225にわたる国や地域を回りました。その中で患者ファーストの大切さを身に染みて感じた出来事が幾度となくありました。

ライオンズクラブでは、1925年にヘレン・ケラーが支援を呼びかけて以来、目の不自由な人への援助を大きなテーマの一つとして取り組んできた経緯があります。その流れで発展途上国の医療機関には、最新の眼科診療機器等を寄付する活動を続けてきました。ところがせっかく送っても、電力の確保ができないために、現地で使われることなくほこりをかぶっていることも実は多々あるのです。発展途上国の中には医療機関でさえも乾電池を頼りにしているところがいまだに数多く存在するのです。

キューバもそんな環境下にある国の一つです。先進国のような検査機器はそろっておらず、プライマリ医に至っては聴診器と心電図、エコーがせいぜいといった状況です。しかしながら新生児の死亡率はWHOの2023年版　世界保健統計によると推計0・2%で、調査対象となった198の国と地域の中でも非常に低いのです。なお、日本は新生児死亡率が世界で最も低い国の一つとはいえ、推計0・1%。医療環境の差を考えればキューバは驚異的に低いと言えます。人口1000人あたりの医師数は2019年で日本が2・4人であるのに対し、キューバは9人と医師数は世界一で、そもそも医師の数も小国にもかかわらず10万人と、とても多いのです。

私はキューバを実際に訪れて、とにかく基礎的な医学教育がしっかりしていることがよく分かりました。聴診器一つにしても基本的な手技が徹底しており、プライマリケアのほとんどのケースに日常的な診療器具だけで対応できていると言うのです。

私は「これだ」と思いました。たとえ最新機器等の医療資源が乏しくても、医師のマンパワーを充実させたうえで、目の前の患者を治そうと力を尽くせば診断の質そのものを高められる、と感じたのです。

キューバには日本のような高度な機械などありません。しかし、目の前の患者を救うために自分の持てる力をフルに発揮します。特に日本の3倍以上も医師が多いキューバでは十分な器具がなくても、医師がとてもきめ細かな診察ができ、自分の知見を駆使し工夫し、自分の能力の中で救っていくことができるのです。

私は、このようにして与えられた状況の中で目の前の患者を救っていくというのが、日本の医師に失われつつある医業の本質だと思うのです。命を守ろうとする必死さが違うのです。

もちろん医療先進国たる日本に、最新の医療機器を捨てろ等と言うつもりはありません。患者のためになるのなら、最新医療技術はどんどん取り入れるべきです。でも、それだけではいけません。機械を駆使した医療＝患者ファーストではない、ということです。もっと根幹的に、この患者に何が必要かを心のサポートまで含めて診断・治療ができて初めて、患者ファーストになるのだと私は思います。

キューバには他にも学ぶことがたくさんあります。キューバには、豊富なマンパワーを活かして1人の医師と1人の看護師と1人の理学療法士が3人1組になって、担当エリアの家を巡回する訪問診療制度があり、非常に興味深く感じました。病人が出た時だけ訪問するのではなく、定期的に全ての家を回るため、病気の早期発見が可能で予後の向上にも貢献しているとのことでした。もちろん具合が悪くなったら巡回を待つのではなく、自分の担当医のもとへ行って治療が受けられます。

日本で訪問医療をそんなふうにやろうとしてもとてもできません。社会主義で全員が国家公務員だからこそ可能なのでしょう。

これも突き詰めれば住民の健康を第一に考えて、きめ細かなケアを行うという「患者ファースト」の一つの実践例と言えるでしょう。

キューバで一年間に医学部や医科大学を卒業する医師は約5000人です。日本でも年間の卒業生は7500人程度ですから、いかに国の規模に比して医師数が多いかが分かります。しかも、卒業生の多くは南米の各国に派遣され、優れた知見と技術を他国で発揮し、それで外貨を得ているそうなのです。

その2分の1を国に入れているとのことでしたが、それでもキューバ国内の他の職に比べれば医師は〝稼げる〟仕事です。だからこそキューバにおいて、医師育成は国を挙げての事業であり、良い医師を育てる風土があるのです。医師本人たちにとっても、海外で最先端の技術を習得できることは自身のさらなる成長につながりますから、大きなメリットです。

自国の医療資源は乏しくとも、良い医師は育つのです。まさに、世界基準を満たす質の良い医療を生み出すモデルパターンと言えるのではないでしょうか。

地域医療の充実が日本医療を底上げする

一方、豊かな医療資源を持つ日本では、都市部には医療機関が密集する一方、地方では医療過疎問題が深刻化しているところがある等、地域により持てる医療資源には差があります。これは患者の住む場所によって医療格差が生じる、つまり受けられる医療の質に差が出てしまうという極めて不公平な状況を生み出すことが懸念されます。したがって、命の平等性を保つには、地方医療を充実させ、医療の地域格差をなくしていくことがカギになる、というのが私の考えです。

その視点で、今日本で取り組んでいる地域医療構想を考察すると、根幹的な「命の尊厳」が、果たしてこれで守られるのだろうかとの疑問が湧いてくるのを禁じ得ません。

日本は未曽有の高齢化に直面しており、医療・介護のニーズは高まるばかりです。内閣府「2023（令和5）年版高齢社会白書（全体版）」によれば2037（令和19）年には33・3％に達する見込みであるとされており、全人口の3人に1人が高齢者となる社会は目前に迫っていると言えます。

地域医療構想は、増大に歯止めがかからない医療・介護費を抑制する一つの方策として、医療機能別の病床数の適正化や、地域単位での切れ目ないサービス提供等を掲げ国が推進している施策ですが、どうも形だけの整備、つまり医療や介護サービスが、住んでいる地域の中で全て完結するように制度や仕組みで縛っていくことばかり熱心で、肝心の医療の質については論じられていないように思うのです。

この仕組みが完成したとしても、受けられるのは国が考える最低限の医療であり、決して一人ひとりの患者にとっての最高の医療ではないのではないか、と私はそこに問題意識を持っています。

それが証拠に、現状の都市部では医療機関が過密状態であり、かつ良い設備や機械を導入している医療機関も多く存在している一方、地方には医療機関が少なくアクセスすら不便なところも少なくありません。都市部と地方ではそもそもスタートラインが違うのに、地方への医療資源を国の施策で拡充したり、都市部の施設を地方に分散させたりといった抜本的な改革はなされないまま、地域ごとに医療圏を区切ろうとしているように思えてならないのです。

かといって、今さらスタートラインをそろえる、つまり都市部と地方なり、各都道府県なりで医療資源が平等になるようにするなんてできっこない、非現実的だとの反論もあろうかと思いますが、万人にベストな医療を提供しようと考えるなら、そのくらいの大ナタを振るわないと医療格差はますます拡大してしまうのではないでしょうか。今の構想のままだとそれこそ、やってはみたものの地域住民への医療や介護サービスはますます貧弱なものになってしまった等という結末になりはしないだろうかと危機感を持っています。

私の考える「地域医療の充実」は、このような医療の地域格差の実情を踏まえたものになっているとは言い難い国の施策とは、むしろ正反対の方向性にあります。医療体制を地域完結型にするのではなく、地域の壁を取り払いボーダーレスにして、その環境下で医療の質において切磋琢磨《せっさたくま》し競争力をつけることが、地域医療の質の底上げになると考えているのです。

患者も良い医療を受けられるなら居住地から多少離れていてもアクセスしたいでしょう

し、日本の交通網はこれだけ発達しているのですから、十分に実現可能です。もちろん、プライマリ医や在宅医は地域に根差した医療チャネルとして、住民が不便なくサービスを受けられるように配置することには私も賛成ですが、外科手術やがん医療等高い知見や技術力が求められる疾患は、できることなら地域の枠にとらわれず、遠方でも良い病院があるならそこにかかりたいと誰もが思うのではないでしょうか。

これは何も高齢者だけを想定した話ではありません。ボーダーレスにして今以上にフリーアクセスを推し進めることで、良い医療を行うところを自由に選んでもらうようにする。そうすることで、医療機関は切磋琢磨し選ばれるよう努力することが当たり前の社会になれば、全ての人が恩恵を受けられるはずです。

近年、一億総貧困等という言葉がメディアで聞かれるようになりました。日本は何かと横並び意識が強い国民性で、貧富の差が付くことを望まず、経済が上向いていた時代も「一億総中流」等と言われたくらいです。医療においても、国民皆保険＝誰もが平等な医療＝横並びのマインドが一般の人々だけでなく、政府をはじめ国を動かす側にも染みついているような気がしてなりません。この前提のまま地域医療構想が進んでも「皆一緒に、ずるずると医療の質が下がっていく状態」になりかねず、その中で皆平等に医療が受けられますよと言われても、意味がないのではないでしょうか。

まず「質ありき」であり、質を上げるためには私は、「競争」のある環境をつくるしかないと思うのです。地域でぬくぬくとまとまってしまうのではなく、むしろ地域の枠を超えて集患を競う状況をつくる。そうすればおのおのの医療機関やその中にいる医師は医療の質を高めるよう一層の努力をするようになる。そうやって地方の医療の質が底上げされたところで、地域完結型の仕組みづくりに着手すればいいと思うのです。

さらに、地方の医療を活性化するには、官と民の垣根をできるだけ取り払うのが望ましいと私は考えています。日本の現状は官尊民卑の価値観が依然根強いものの、実態は乖離《かいり》しており、必ずしも国公立だから民間より臨床に優れているとか、最新鋭の機器が導入されているわけではありません。

むしろ、国の予算や補助金等に左右されない民間の方が、患者ファーストの医療サービスを積極的に考案し提供できるフットワークに優れていると思います。ただし、民間であればなおさら、経営状態は千差万別ですから、民間の中でも優良な財務状況であるところが、今後の日本の医療を牽引《けんいん》する立場になることは間違いないでしょう。力のある民間ならむしろ、医療サービスの中でも官が十分にできない部分を担うだけのことはできるはずです。官と協働する道を模索してもいいでしょう。それだけの実力がある民間病院は少なからずあります。そして予防から医療、そしてできることなら福祉まで切れ目なく、住民が恩恵を受けられる十分な体制を整えるポテンシャルを持っています。

もっとお墨付きのある公益を担う民間病院が増えていってもいいのです。そういう実行力のある医療機関が全国各地、それぞれのエリアで増えていけば、自ずと日本医療はレベルアップする、というのが私の考えです。

地域医療の充実を目指したこれまでの取り組み

地域医療の底上げという点では私には、木沢記念病院時代に取り組んだ先例があります。2008年、同病院は社会医療法人ならびに地域医療支援病院の認定を受けました。地域医療支援病院とは、地域の医院や診療所、いわゆるかかりつけ医を後方支援する医療機関で、同院は民間病院として岐阜県で最初に認定を受けました。かかりつけ医を受診した患者が、診察の結果精密検査や手術、入院等の急性期医療を必要とする場合、その役割を担うと共に、急性期を経て慢性期へ移行した患者に対し、かかりつけ医への逆紹介を行うというのが地域医療における理想的な役割分担です。

ただ、慢性期の患者を自院で引き受けずかかりつけ医に戻すことは、経営的にはマイナスですし、また患者にとっても引き続き同じところで治療を受けたいのに、近所のかかりつけ医に行ってくださいと言われるのは気持ちの良いものではないだろうと思います。

それでも私が積極的に、地域医療支援病院に手を挙げたのは、この地域の医療の中心的役割を担い、地域に住む人々のお役に立ちたいという思いに他なりません。

かかりつけ医と後方支援、それぞれの強みを発揮し上手く役割分担することが、患者にとっては良い医療サービスの提供につながると確信しています。また、国民皆保険制度があるため、軽い風邪でも大病院へ行き、本来であれば不必要とされる検査を受けたがる傾向があること等が医療費を押し上げる要因になっていますが、それも病状に応じて、必要な場合のみ地域医療支援病院で検査を担うようにすれば歯止めがかかるでしょう。私たちは民間病院ですが、地域医療の核になることで患者に良い医療を提供し、それによって地域医療の充実、さらに国の持続可能な医療体制の確立に寄与すると信じ、地域に根差した医療を推進しているのです。

半官半民の精神で地域医療の充実に身をなげうつ

地域医療の充実にはいかに官尊民卑を打破できるかがカギという話ですが、私にはすでに木沢記念病院を有する社会医療法人厚生会としての実績があります。

２００９年、木沢記念病院は岐阜県初、全国では3番目に社会医療法人の認定を受けました。毎年赤字を出している国公立の病院に代わり、経営ノウハウを持ち、公益性の高い医療を担うことが期待される社会医療法人としての私たちがまず担うことになったのが、東濃地区にある多治見市民病院の指定管理者でした。

指定管理者制度とは公共施設の運営管理を民間が包括的に代行できる行政の制度です。多治見市民病院は平成21年当時、複数の診療科が休止に追い込まれるほどの財政難と医師不足にあえいでいました。そこで私たちが経営を引き受け、再建を目指したのです。ひとえに多治見市周辺の住民への医療サービスが途絶えてはならない、地域の中核医療機関としての機能を取り戻さなければならないという使命感で、この難題に取り組みました。

多治見市民病院の最大の問題は、地域医療で果たす役割は国公立であろうが民間であろうが同じはずなのに、経営コストの高さが長年見過ごされてきたことです。特に人件費が高く、民間より高い給料を得ながら仕事量もモチベーションも低く、質の良い医療サービスが行えていないと言わざるを得ない状況でした。

なぜそのような赤字に陥るのか、私には理解できませんでした。公的保険制度のもとでは、病院経営という事業は赤字になるはずがないのです。なぜなら、検査も手術も保険点数は全国一律であり、それは国がこの点数なら経営が成り立つだろうとのいわば保護のもと、設定されているからです。ですから真面目に取り組みさえすれば赤字になるはずはないのに、多くの国公立の病院が大赤字というのは、はっきり言えばトップの経営能力に難があるとしか考えられません。お上が補填してくれるという甘えがあり、ゆえに向上心も競争心も国公立で働くスタッフに育たないのです。

こうして私たちは2010年に多治見市民病院の指定管理者になりました。公的病院の経営を民間が担うというケースは全国的にも数が少なく、大いに注目を集めたものでした。再出発にあたり旧職員の半分は辞めていきましたが、脳神経外科をはじめ診療科を増設し、当時の最新鋭の医療機器を導入する等したため、新しい知見や技術を求めてくる医師も多く、医師総数は増加しました。また看護師はほとんどが残り、木沢記念病院と同じような患者との距離が近い心のこもった看護をしたいとの声を聞いた時には、私の思いが通じたようで心底嬉しかったです。

医師にしても看護師、技師らのコメディカルにしても、患者を助けたいと心底から願う気持ちを持ってこそ真の医療人であるというのが私の思いです。私はそんな彼らの熱意に応えるために、最新鋭の機器を積極導入しました。それが結果的に、患者への最善の医療につながると信じているからであり、当然、良い医療ができれば医療スタッフのモチベーションアップにつながります。事実、多治見市民病院は私たちが指定管理者になってから数年で経営が健全化し、以降、黒字が続いています。

患者の幸せは医療者の幸せであり、双方幸せになれば自ずと地域も幸せになる、地域医療の向上に小難しい策略はさして重要ではなく、ただ「良い循環を生み出す」こと。そのためなら投資も労力もいとわない、これが経営者としての私の一貫したスタイルです。

第3章

目の前の患者がどんな人であれ、全力で救う

徹底した患者ファーストの医療を提供する

全ては病める人のために

私はかつて木沢記念病院にいる間、医療や福祉を充実させ地域の中核的役割を果たしたいと奮闘していました。

一勤務医である脳神経外科部長時代に、社会福祉法人慈恵会を設立しました。特養をはじめ高齢者介護の複合施設をつくったり、学校法人を立ち上げ看護師教育に力を入れたりする等、一医師の枠にとらわれない広角的な視点で、改革に着手してきたのです。

ただ正直なところ、当時の理事長である叔父と意見がぶつかることも多く、院長に就任したのちも、自分が描いている「真に患者のためになる医療」の理想を形にするのに、既存の病院をベースとしていくことの難しさを感じていました。

人からは、親戚の地盤を引き継げて良かったねと言われたものですが、とんでもありません。私が何か提案しても、叔父からは片っ端から否定されてきた苦い経験があるからです。例えば、待合室の椅子が傷んできたからきれいにしましょうと言っても、それで保険点数が上がるわけではないからと却下されてしまう、というようにです。

叔父は決して冷酷な人ではなく、診療熱心で地元からは慕われていましたが、7割良ければいいという考えで、100を目指す私とは温度差があったのです。

ゼロから始めて100に持っていくのは自分の努力次第ですが、人がつくり上げたものを引き継ぐと、たとえそれが70点くらいのものだとしても、そこから自分の思う100点まで持っていくのはかえってやりにくいことを、切実に感じたものです。

あまりに反対ばかりされるので、あえてやりたいことの逆を提案してみたこともあります。「これはやらない方がいいですね、損しますものね」そう言うと「いや、やるべきだ」と返ってきたのでしめしめというわけです。

こうも露骨だったことからして、叔父とは私が岐阜に戻ってきてからめきめきと力をつけてきた中で医療に対しての考え方の違いで確執があったのかもしれません。

ですがその叔父も亡くなり、病院も手狭になってきたので、自分が100%納得する医

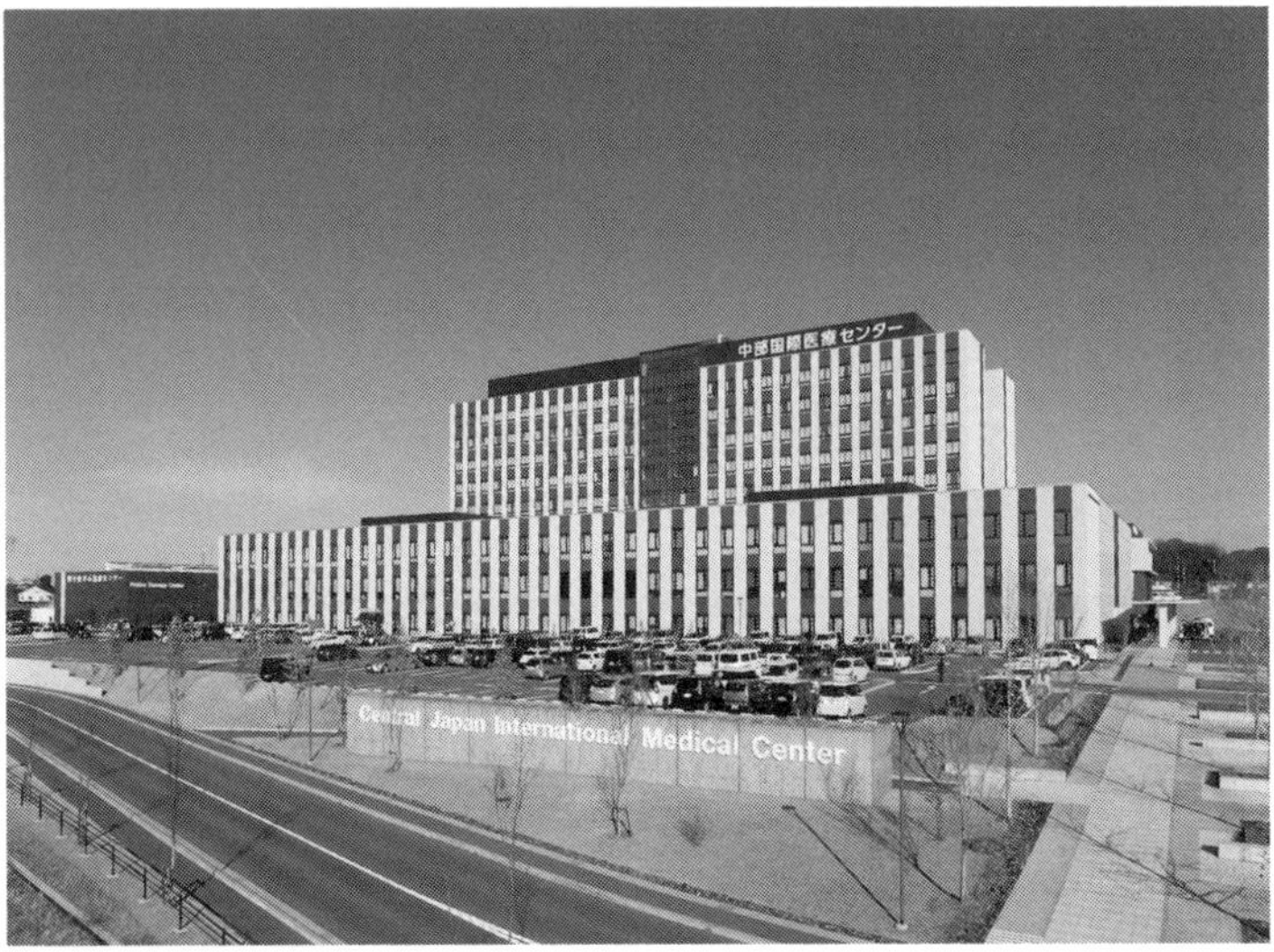

中部国際医療センター

療施設を一からつくろう、と決心したのが今から20年ほど前のことです。それからずっと構想を練ってきました。

礎となっている思いはもちろん「患者ファースト」です。

助けが必要な人に分け隔てなく力を尽くせる環境、施設、設備をゼロベースから考え、周囲の協力も得て2022年に開院したのが美濃加茂市中心部のやや北に位置し、広さは実に甲子園球場の約3倍、駅から少し離れた小高い丘にランドマーク的に目立つ「中部国際医療センター」です。

病院の理念は「全ては病める人のために」。ここに患者ファーストを宣言したのです。

全ての人に門戸を――名称へのこだわり

中部国際医療センターの名称には私自身、特別な思い入れがあります。新病院の構想を練る中で、病院に持たれがちなあらゆるネガティブイメージを覆したい思いが常にありました。「名は体を表す」と言われるように、まず名前でそれを印象づけたかったのです。

まず、名称の「中部」「国際」には居住地や国籍を問わずあらゆる人に門戸が開かれていることを伝えたいとの願いを込めました。

例えば、よくあるものとして岐阜県立というと岐阜県のもの、市民病院というとその市民のための病院、国立病院は日本国のための病院、と受け取られがちです。しかしこれだけグローバルな世の中になってきた今、対象が限定されるかのような印象を与える名称は、いささか時代遅れに感じます。

そもそも病気に国境などありません。実際、ここ美濃加茂市は外国人居住者の率が全市民の1割強と全国でも高い地域です。在日外国人も病気にかかるし、かかれば言葉の問題や医療費等不安なことは日本人以上に数多くあると思われます。

私もライオンズクラブをはじめ国際交流に長年力を入れてきた立場でもあるので、そうした異国の地に住む人々の不安には手厚い対応をしたいと考えていました。そのような病院があると知れば、多少遠くても来てくれると思うのです。さらに先々の戦略として、在日外国人だけでなく、海外からの集患も見据えています。

国際という言葉は、エリアの概念だけでなく、クオリティの概念、つまり、医療水準も世界を意識した高いレベルであることも表しています。

例えば山田病院のように個人名が入っていると、官尊民卑の考え方が根強い日本では、医療水準が国公立の病院よりどうしても見劣りする感じが否めません。先進国の中でも引けをとらない最先端医療を行う場としてのブランディングを狙っての「国際」なのです。

次に、「医療センター」とした理由は第一に、病という文字を使いたくなかったからです。見ただけで人の気持ちを暗くしますし、できれば見たくない文字だと思うのです。医療センターにすれば、医療を受けて回復するのだという前向きなイメージを持ってもらえると考えました。

医療センターにすることで保健的な要素を表現できることも狙いました。怪我や病気の時のみならず、予防やアフターケアに至るまで、健康に関する様々な相談ができきサービスが受けられる総合的な医療機関としての役割も発信しますよと、外に向けて宣言したかったのです。

エリアは広く、レベルは高く。名称は対外的だけでなく、中で働く人のモチベーションにも影響します。中で働く人が誇りを持てなければどうして患者に良い医療ができるでしょう。

このようにあらゆるバイアスを排除し、垣根なく誰でも先進的な医療を受けられる医療機関であるということを訴えかける名称にしました。国籍がどこであろうが、症状の程度が軽かろうが重かろうが、さらに言えば病気であろうがなかろうが、この医療センターは全ての人に門戸が開かれているのです。

そしてこの名前にふさわしい病院であるためにハード面ソフト面共にハイクオリティの医療機関を目指す、そして目の前の患者がどのような病気や怪我でも、英知を結集して救っていく、という決意表明でもあるのです。

余談ですが、県に最初にこの名称を届け出た時に担当者は「何ですかこれ？」と受理され難いような反応でした。そこで私たちは開業の1年前から、提出するもろもろの書類には全て「中部国際医療センター（仮）」としておき、正式決定ではないとしながらもこの名称を記載し続けました。そしていざ正式な届を出す時になって「（仮）」を外したところ、県の担当部署も名称を見慣れたからなのかどうか、何も言わずすんなりと受理されました。こちらとしては作戦通りといったところでしょうか。

住所の「健康のまち一丁目1番地」も実は私の発案です。ここはもともと県が所有する山林地で、地番しかありませんでした。そこで市とも相談し、健康づくりの場を目指そうとの考えから法務局に届け出たところ、すんなりＯＫが出たのです。

この住所にも、名称と同様に、ここは単に病気を治すだけではないよ、とのメッセージを込めました。健康はここから始まるという前向きなイメージで、何より覚えやすく記憶に残りやすい、市にとっても住民のみならず対外的なアピールポイントとなりイメージアップにつながると考えました。実際、当院は行政と救急や保健等様々な領域でタッグを組み、具体的な施策を展開することになります。

開かれた病院、憩いの場に――建物へのこだわり

総延べ床面積約6haの当院を初めて訪れる人からは「開放感があり、モダン」との声が多く挙がり、そんな声を聞くと私も狙い通りと嬉しくなります。名称と同様、私は建物にもこだわり、病院に付きまといがちな辛気臭いイメージを一新したいと考えました。具合の悪い患者が来院して、余計に気が滅入ってしまっては困ります。病院然としていない、とにかく患者に安らぎを与えられるような場所にしたかったのです。

それまで私はライオンズクラブの活動等で、外国の医療機関を訪れる機会が多々ありま

した。その経験から、特に北欧の医療機関をモデルにしたいと思っていました。

建物自体がユニバーサルデザインであることはもちろんですが、動線にしても色使いにしてもホスピタリティにあふれていたからです。

受付や診察、検査室が並び、最も人が多く行き交う1階のホスピタルモールと呼んでいる外来スペースは、コンサートホールのような吹き抜け構造となっています。背の高い緑の木とベンチを置き、フリースペースとして空間を広くとっています。奥の方には大画面のシアターコーナーもあり、ゆったりしたソファで映像を見ながら待ち時間を過ごすことができます。

2〜3階は回廊式になっており、吹き抜けに面するところにも飲食コーナーが設けられ患者や家族の休憩スペースになっています。

病院らしくない、というのは見た目だけではありません。ホスピタルモールは多目的スペースとしてイベント開催にも提供できる設計にしています。

開院した翌年の2023年の夏には市内の小中高生を対象に、医療機器の見学や専門職から仕事内容の話を聞く等の体験会を開き、モールを各診療科の特徴や機器の紹介等のポスターセッション会場にして自由に見てもらうようにしました。

ホスピタルモールの壁側にはピクチャーレールが渡してあり、絵画や書道等の展示会もできるようになっています。岐阜県では以前から、各国の大使による書道展がある書道家主催で開かれており、今後このモールも会場候補になる予定です。

こういう国際的なイベントは必ず報道されますから、一般市民に当院のことを知ってもらえる良い機会となりますし、しかも宣伝費もかかりません。

2023年10月には「健康フェスティバル」と銘打ち、美濃加茂市と共同で市民の健康意識の向上を目的としたイベントを開催しました。現時点で最新、最高モデルの世界第一号機を導入した陽子線がん治療センター（第4章参照）の見学ツアーや、がんの最先端治療の講演会、健康相談等の市民参加型のプログラムを多数そろえ、開場前から400人もの列ができる等好評を博しました。

開院当初はコロナ禍の時期であったため、イベント開催はなかなかできなかったのですが、医療センターは病気や怪我の人だけが来る場所ではない、開かれた場所でありたいという私の思いをこれからはどんどん形にしていく予定です。

また、病院内には各所に診療の順番を示す番号表示モニターを設置している他、スマー

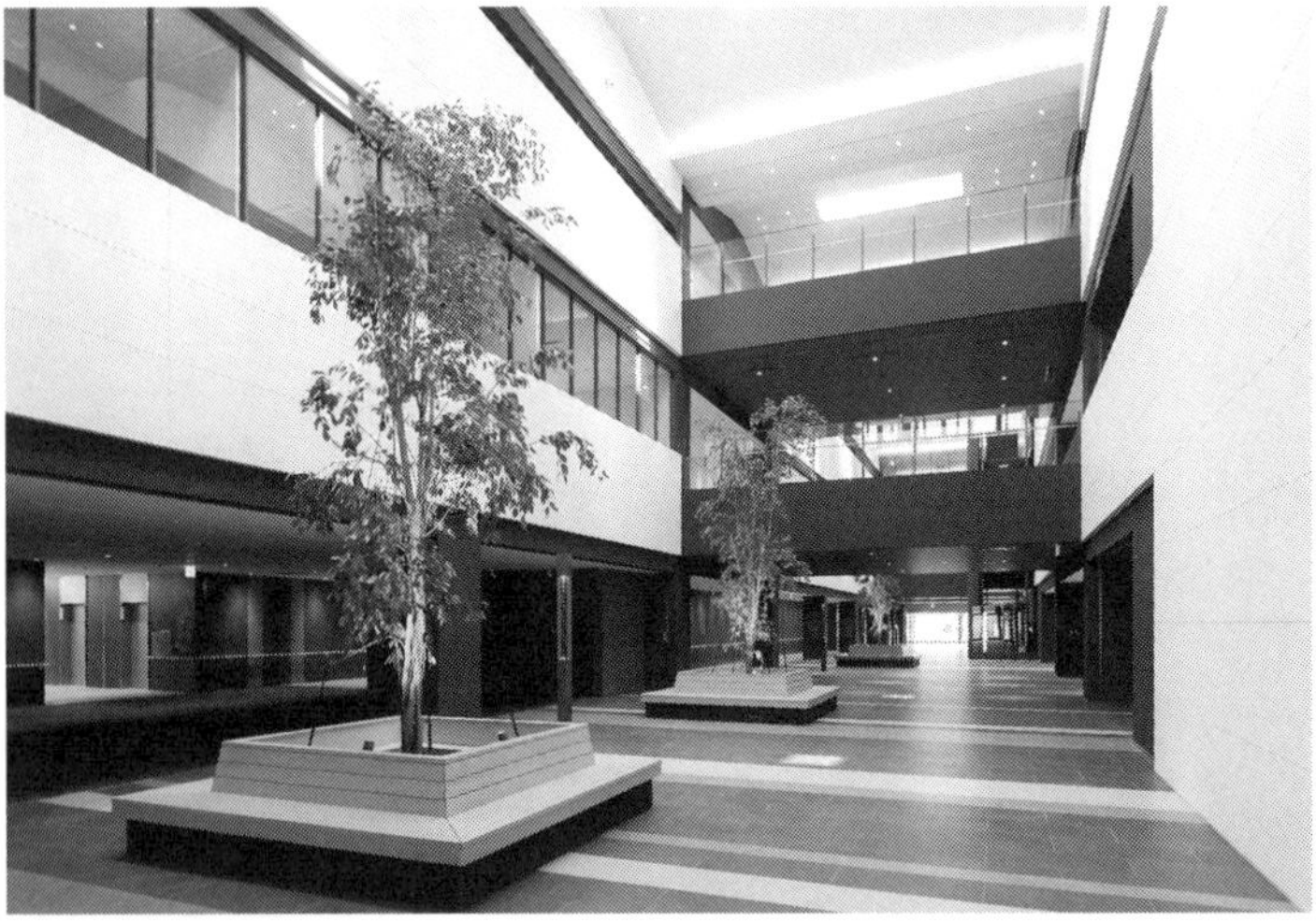

広々とした１階のホスピタルモール

トフォンアプリによるお知らせ機能も利用できるようになっており、複数の診療科を受診する際等、待ち時間が生じた時に好きな場所で自由に過ごすことができます。

ホスピタルモールの奥には、大画面を設置した50人ほどが座れるラウンジがあり、ホテルのような雰囲気で、待ち時間を快適に過ごせるようにしました。

各階のエレベーターホールには、私が世界各国で撮った写真を引き伸ばし、パネルにして飾っています。こうしたアクセサリー的なものは外注すると結構コストがかかりますので、できるだけ予算を

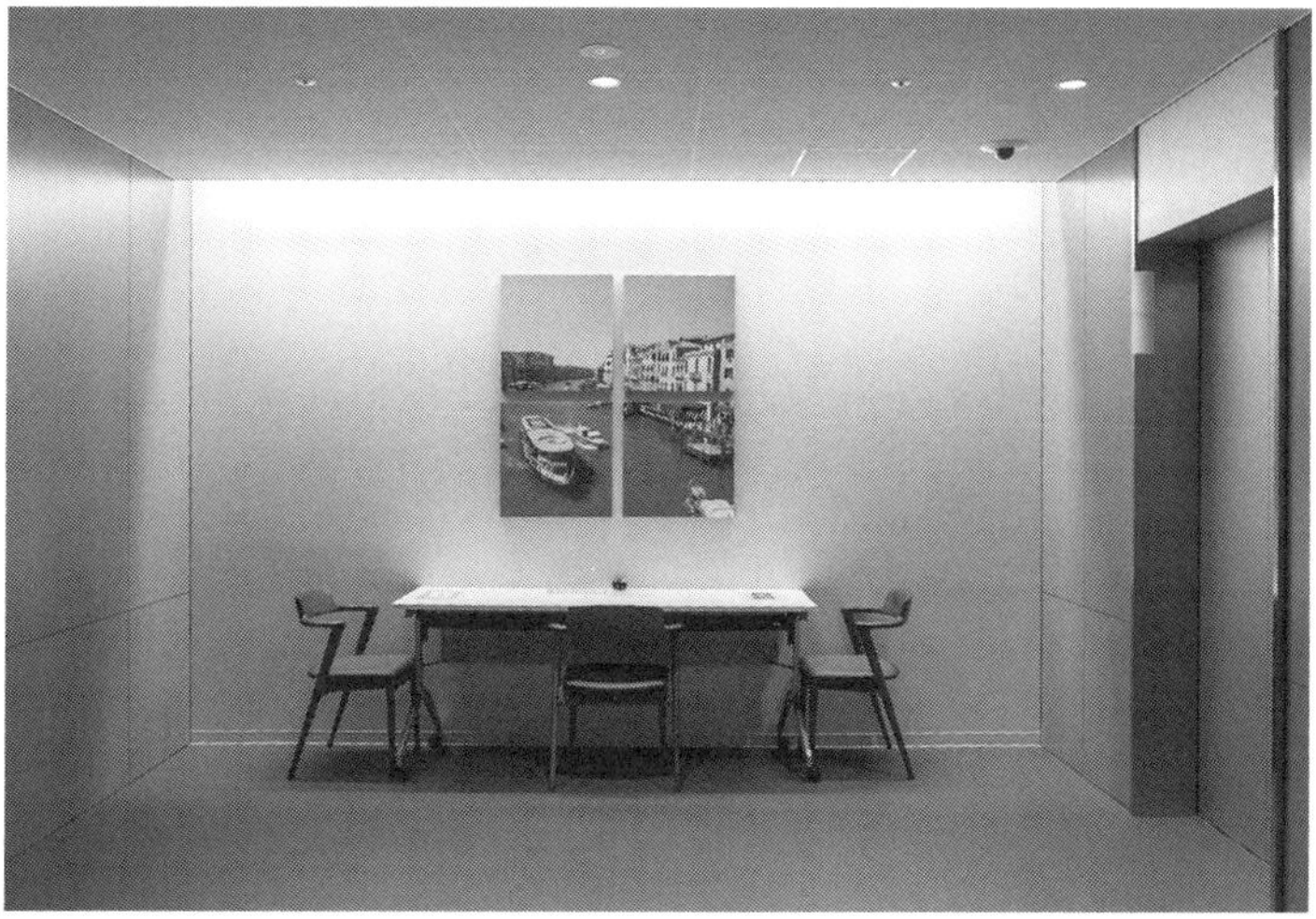
エレベーターホールには海外で撮った写真パネルを展示

抑えるための苦肉の策でもありましたが、開院後、予想外の効果を生み出してくれました。

というのも、ある日岐阜県と友好関係にあるハンガリーの駐日大使が見学に訪れ、私の撮ったハンガリーの市場の写真パネルを見て大変喜んでくれて、話が弾んだのです。旅先の写真が思わぬ外交をしてくれたというわけです。

また、病院のシンボルマークは、外注せず自作でギリシア神話に登場する名医アスクレピオスの持っていた蛇の巻きついた杖をモディファイし、医療を示す赤、福祉を示す青の半円を加えました。ブランドアイデンティティを確立するため、商標登録もしてあります。

それほどお金をかけなくても、思い入れのあるものや物語性のあるものは十分、人の心に響きます。ライオンズクラブ国際会長時代の、225に及ぶ国や地域を訪問した思い出がこんなふうに活かされ、病院を訪れる人に楽しんでもらえることを嬉しく思います。外に面した一角には書店やカフェ等一般の人も入れる店舗、スポーツクラブ、行政の保健センターもある複合施設になっています。

高度医療機器の積極導入がもたらす波及効果

医療を提供する者として、患者に最適な医療を受けられるようにするのは当然の責務であり、最先端医療がその役に立つなら追求すべきである――この姿勢は医師となってから一貫しており、今後も変わることはありません。

前の病院時代からがん治療に力を入れており、特に高次医療機器を積極的に導入してきました。東海三県で初めてPETを、また2005年には日本で2台目となる強度変調放射線治療（IMRT）装置「トモセラピー」を導入した実績があります。中部国際医療センターの開院にあたっては320列CT、PET−CT、また全国でも珍しい、患者がうつ伏せの状態で乳がん検診ができ、検査時も痛くない世界第一号の乳房専用PET装置「エルマンモ」等を引き継ぎ運用しています。

また、全ての患者に安全で正確な手術を提供することを最優先すべきであるとの考えから、手術支援ロボット「ダヴィンチ」にも日本に入ってくる前から注目しており、2010年に国内での医療機器認可が下りてすぐ導入しました。日本の外科医の間には、神の手と呼ばれるような手技をあがめる風潮が根強くあるものですが、私は手術のテクニックを高いレベルで均質化することの方が、患者へのメリットは大きいと判断したのです。

中部国際医療センターの開院にあたってはさらに拡充を図り、強度変調放射線治療（IMRT）専用装置「ハルシオン」、高精度放射線治療装置「トゥルービーム」、心・血管X線撮影装置と手術台を組み合わせたハイブリッド手術装置「ディスカバリーIGS

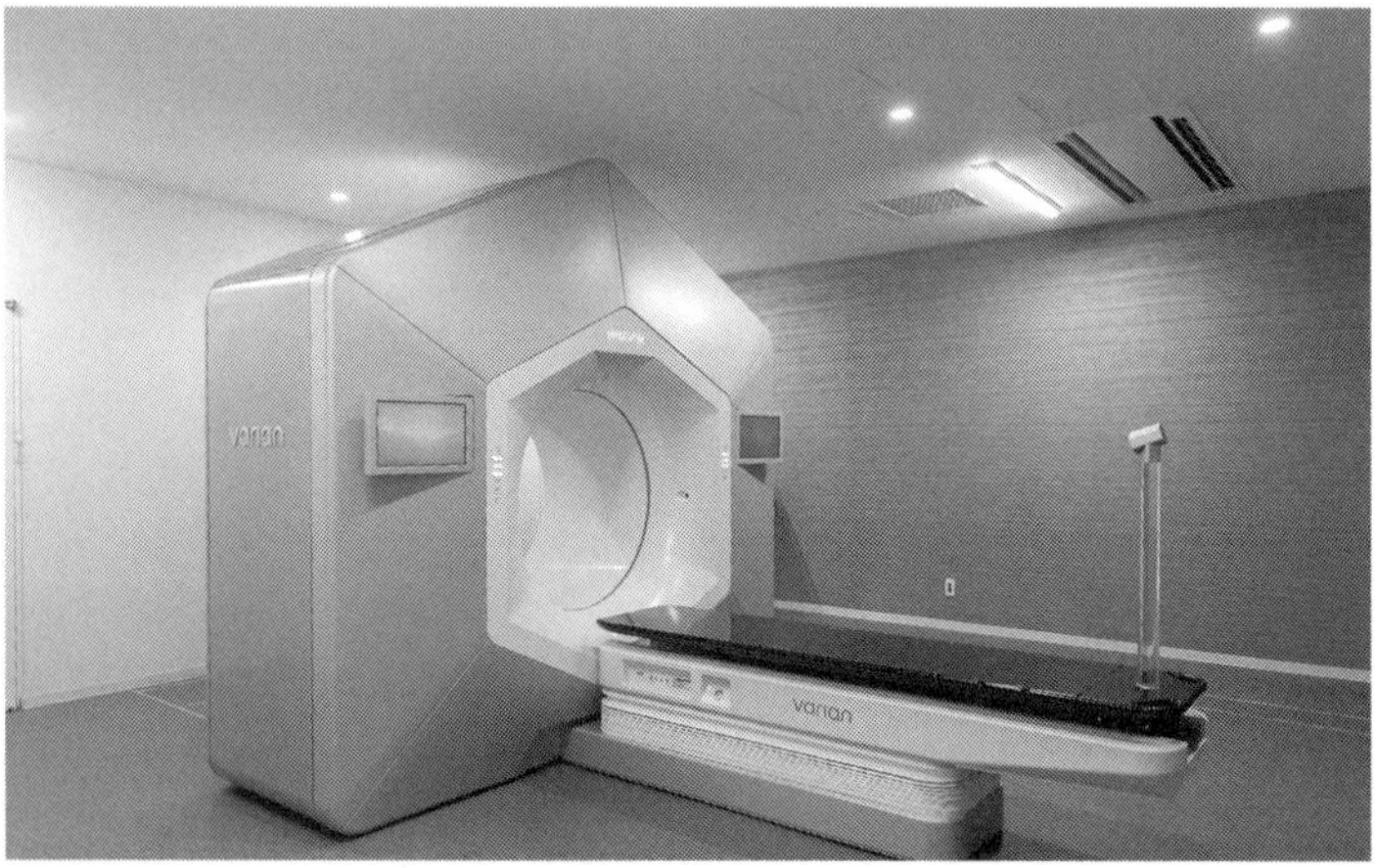

強度変調放射線治療（IMRT）専用装置「ハルシオン」
高精度かつ短時間で行える次世代放射線機器。主に前立腺がんや脳腫瘍に利用

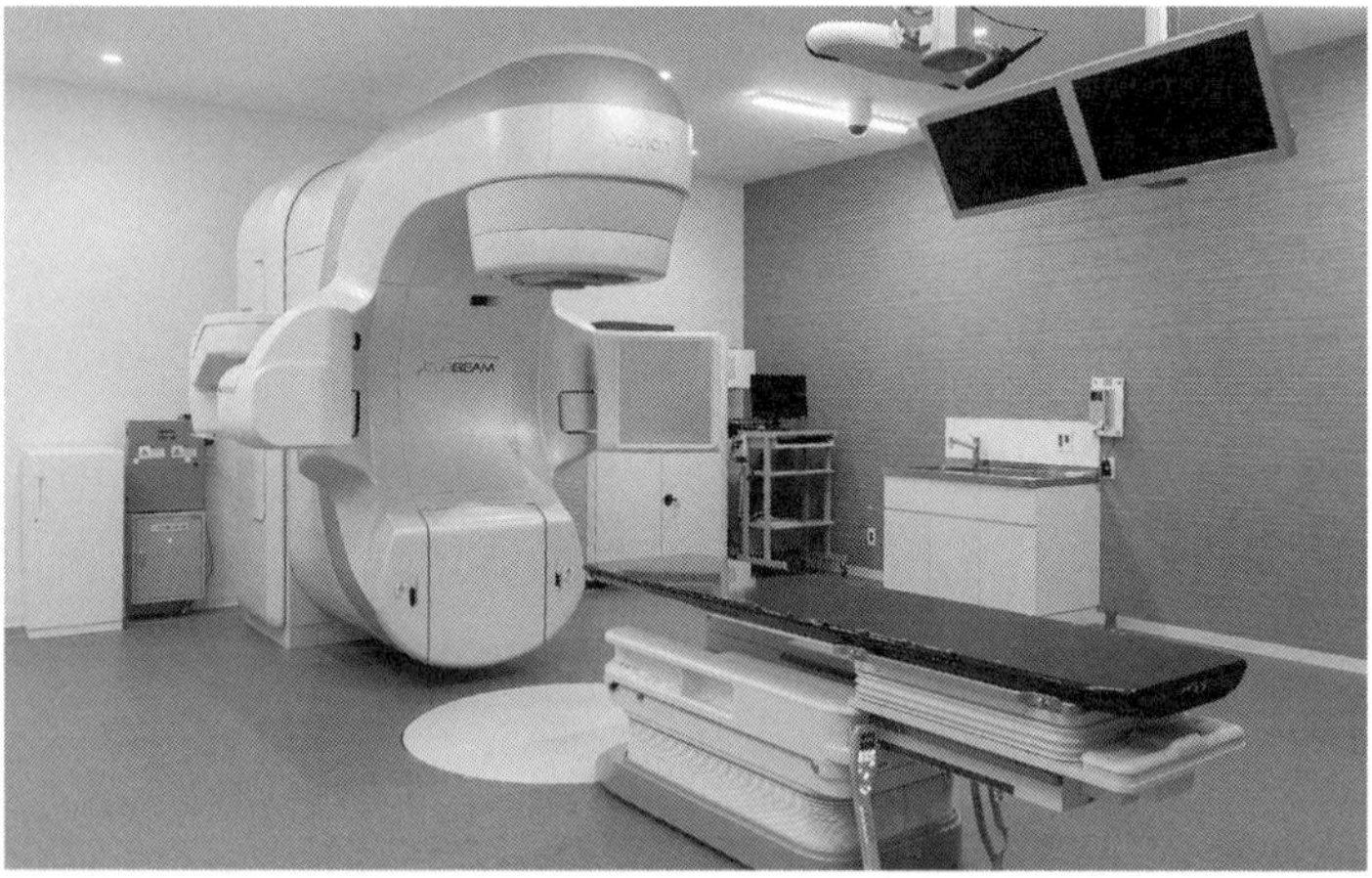

高精度放射線治療装置「トゥルービーム」
電子線と高エネルギーX線を発生する放射線治療装置。頭頸部腫瘍、乳がん、皮膚がん、転移性骨腫瘍等の治療に使われる

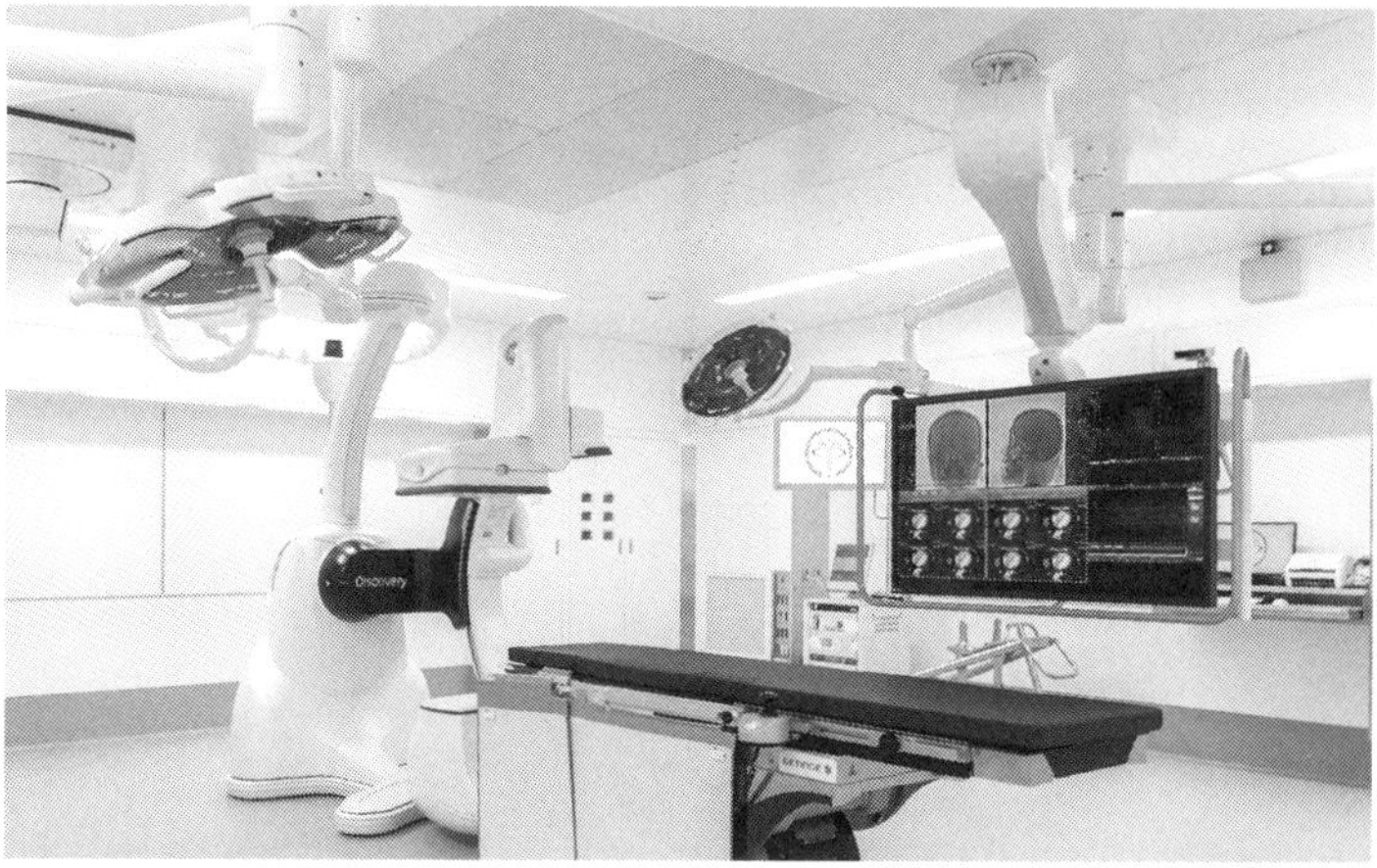

ハイブリッド手術装置「ディスカバリー IGS740」
心・血管X線撮影装置と手術台を組み合わせた手術室

740」を実装しています。病院の設計段階から導入機器として想定し、アップデートも考慮して建設を進めました。

このように、患者に質の高い医療を提供すべく先端的機器をそろえ、2023年には世界最新鋭のアメリカ製マシンを導入した陽子線がん治療センターも開設しています。

保険点数を考えれば、こうした億単位にも上る先進的機器を導入しても、経営面でのメリットは期待できないどころか、リスクを負うことにもなります。

そこで周囲からは、国公立の大学病院が研究も兼ねて導入するならまだしも、民間病院では損だからやめた方がよいと何度も忠告されました。かと思えば「新しい機器を売りに、集患に走る儲け主義」等とも皮肉られたものです。

しかし、大学病院では順番待ちが当たり前で、機種も古ければ必ずしも患者が高い質の検査、治療を受けられる保証にはなりません。民間で最新鋭の機器による検査や治療がさほど待たされることなく迅速に受けられるのなら、患者へのメリットは大きくなります。

もう一つ、最新鋭の機器を導入することにより、治療技術の向上を目指す医師からの注目度も高く、実際、全国から部長クラスの医師が当院に集まってきています。このことにより当院の医療の質は底上げされ、自ずと患者に還元されます。良い医療の提供による患者の増加は、病院の安定経営にも好材料です。

このように良い循環が生まれ、患者も、医師も、病院も幸せになる「三方よし」こそ私の理想です。

さらに、血管造影室4室、ハイブリッド手術室を含めた計11室の手術室を配し、いつでも迅速に治療が行える体制にしています。当院では東海地区でトップランクの冠動脈治療数を誇っており、同治療をより安全に遂行する機能を備えています。陰陽圧切り替えシステム搭載の手術室もあり、感染症にも万全の対策をとっています。

病床数は現在、ＩＣＵ10、ＨＣＵ10、一般４３６、回復期46の計５０２床。ＩＣＵは感染対策や安全面の配慮から、回廊式の間取りを採用。面会者用と医療者用とで出入り口を分けています。もちろん動線を考慮し、患者や面会者に負担をかけずまた効率よく迅速な処置が行えることは大前提です。

医療は算術ではない

新しい機械や設備の導入を検討する際、採算が取れるかどうかは経営者であれば誰もが持つべき視点の基本中の基本とされています。

病院経営も例に漏れず、身も蓋もない言い方ですが「儲かるか、儲からないか」が判断基準になりがちです。いわば先行投資ですから、回収できなければ困るというわけです。

しかし本当にそうなのでしょうか。確かに困るかもしれませんが、だからといってはなから「導入の意味がない」と結論づけていいのかと私は問いたいです。

「儲かる」ことと「医療の質が上がる」ことは決してイコールではありません。こうして文字にすると、当たり前じゃないかと思うでしょうが、しばしば経営判断が迫られる場面では忘れられてしまい「儲かるか儲からないか」の思考に陥りがちです。

医療の価値は決して、算盤《そろばん》ではじくことはできません。言い換えれば、医療の質を高めたいと思うなら、今、目の前にある数字だけで判断してはいけないということです。

院長や理事長クラスの人々は往々にして、二言目には「我が病院は質の高い医療を提供しています」「質の高い医療を常に目指しています」とおっしゃるものです。それが心からの言葉であれば、儲かる、儲からないは先行投資の少なくとも最優先の指標とはならないはずです。CT一つにしても、患者にとって必要かどうかではなく、保険点数や儲けを導入の判断基準にしたら、それは算術になってしまい、本当の医療ではありません。

このように言うと、志が高いあまりに無鉄砲だと非難されがちですが、決して私は後先考えずに理想論だけで病院づくりを進めているわけではありません。むしろ先々を考えたうえでの先行投資を心がけています。

前提として、今の保険診療は基本的に国が点数化し、コントロールしています。そして、例えばAという治療法がたくさん行われるようになれば、その治療法の点数はだんだん下がるというシステムになっています。つまり、儲かるからと多くの医療機関が導入するような機器で行う治療は、先々を見越せばだんだん点数が下がり、目論見通りの利益を生まなくなってくるということです。

目の前の数字だけに固執してしまうと、医療の質も利益も得られないという両損に陥るリスクがあるということが言いたいのです。

国の顔色をうかがいながらローリスク、ローリターンでいくことが良い医療を行うためになるとは思えず、どうにも自分の性分には合いません。人を助けるすべがあるのなら、前例やコストにとらわれず積極的に導入していく――そんなフロンティア精神でいく方が結局は早く成功を遂げられる、というのが私のポリシーです。

それが本当に良い治療であれば、自ずと患者に選ばれます。多くの患者の支持を得られれば、たとえ今は保険点数に反映されていないものもいずれ収載されるようになると信じています。

ただし、やるなら徹底的に考え抜くこと、そして常にアンテナを張っていることが重要です。

医学の発展と世の中の潮流に常に気を配っていれば「これは患者にとって必要だ」といった本流を見極めることができます。そう決めたなら周囲がなんと言おうと導入してどんどん治療に使っていくのです。

働き方改革は医療の質を担保するように、議論のさらなる深化が必要

ところで、日本では近年、政府主導で医療分野も働き方改革が進められつつあります。2024年からは医療分野でも時間外労働の上限規制の適用、休息時間の確保等が導入されています。これにより勤務医の労働負担は減るものと思われますが、一方で患者への影響が十分論じられているとは思えず、患者の人命を救うという医療本来の質が担保されるように議論を深める必要があると考えています。

そもそも医師の働き方改革は、医師の健康を守ることによって医療の質を担保する、つまり患者に最大限のメリットが還元されるものでなければなりません。

しかし医師一人あたりの労働時間が少なくなれば、当然3交代等のシフトを組むだけの医師数の確保が必要ですが、今の医師不足の状況を考えると非常に困難と言わざるを得ません。かといって医師数を増やすことには、将来的に医師全体の賃金水準が下がるとの理由で反対する声が医師会等から上がっており、いっこうに議論が前へ進みません。

かつては、夜間や休日診療、往診等は開業医が担っていましたが、今はこうした時間外対応に応じてくれる開業医が少なくなり、急病患者は実質〝救急隊頼み〟にならざるを得ません。それが救急出動件数の漸増、そして救急車不足や搬送困難といった問題を生み、悪循環を招いています。

また、医師の少ない地方の病院では、医師の長時間労働により現場が支えられてきたという現実があるため、改革が医療の地域格差の拡大に影響する可能性も少なくないと言えます。

もちろん医療従事者の健康確保を目的に、労働時間を見直すこと自体は大事であり私も賛成ですが、肝心の患者の健康や命が犠牲になるようなことでは困ります。働き方改革を進めることで、医療機関は表面的な労働時間の管理や人員配備にばかり頭を悩ませるのではなく、患者の命の尊厳を最優先とした包括的な業務改革を進めるべきだと考えますが、今のところ厚生労働省も医師会もそこまで踏み込んだ動きがなく、手をこまねいているだけのような気がしてなりません。

度を越した長時間労働は容認できるものではありませんし、医師の働き方を見直すことは必要です。しかし、医療人は本来、血と汗にまみれながら患者の命を救うことを最優先に身を粉にして働くべきでしょう。

新型コロナウイルスの感染が急拡大した2020年、私たちの近隣の国公立病院が、患者との接触を看護師が嫌がるという理由でコロナ陽性者の受け入れ拒否をしたことがあり、私は非常に憤りを感じました。国民の税金で運営されている国公立の病院こそが、患者を拒むのではなく、本来は率先して引き受けるべきです。コロナ禍は医療者が命の尊厳をどのくらい本気で守ろうとしているかを測る試金石になったと私は感じています。

「24時間断らない」医療を――充実の救急体制

医療人とは利益主義ではなく、いついかなる時も命の尊厳を支える存在でなくてはならないと考えています。怪我や病気は曜日や時間を選びません。

人間、切羽詰まった時に本性が出る等と言われますが、病院も急を迫られた時に本質的な姿勢が現れるものと思います。平常時に良い医療をしていても、患者がとても困っている時、不安な時力になれないとしたら世間に支持される医療機関にはなれません。ですから救急医療は日曜祝日を問わず、365日24時間の受け入れ体制を堅持するというのが当院のポリシーです。

具体的には診療スペースを拡大し、救急治療室に接して10床のHCU（高度治療室）を設けている他、国内では珍しいと思うのですが、救急部門専用のMRI、CTを設置しているのが大きな特色です。

ＣＴやＭＲＩは一刻を争う救急医療においてⅰ必須でありながらほとんどの病院では外来や入院予約と共用であり、調整を図る分、時間のロスが生じます。ＥＲ専用機は救急時のみの稼働なので非常に贅沢ではありますが、人の命には代えられません。

ここで算盤をはじいたりせず「救急は早く処置して、早く救命する」当然の使命にしたがった判断です。

なお、ＭＲＩ、ＣＴ室共に専用エレベーターが隣接しており、検査後迅速に手術室へ運ぶことができます。また、撮像ももちろん24時間読影できる体制を整えています。

夜間の放射線読影専門医のいない時間帯には、画像をハワイ大学病院へ飛ばし、現地の専門医に読影してもらうコラボレーションも行っています。時差を利用したシステムで、今後の医師の働き方改革にも活用できると考えます。

さらに、敷地の一角には行政との連携のもと、可茂消防事務組合の施設「救急ワークステーション」を設置しています。常に5、6人の隊員が常駐しており、出動の際には当院の医師や看護師が同乗することも可能です。開院2年あまりの現在、非常に緊密かつ円滑な運用ができていると自負しています。

救急現場に医師や看護師が駆けつけるドクターカーも運用しています。いずれも時間との勝負である救急医療のその「時間」を少しでも短くする取り組みで、救命率の向上に努めています。

救急車の受け入れ件数は、木沢記念病院ではおおむね年間あたり3000～4000件だったところ、中部国際医療センター開院後の2022年には5419件になりました。ひと月あたりに換算すると400件以上に上り、病院のある可茂消防管内の救急車出動数の半分以上を受け入れています。搬送困難事例（搬送されるまでに3回以上断られたもの）の受け入れも大幅に増やすことができました。

一刻を争う患者の治療と搬送に備え、可茂地域で初めてとなる屋上ヘリポートを設置し、空からの救急の受け入れ体制を整えていることも当院の強みです。

あまり知られていないかもしれませんが、ヘリポートの設置は面積だけでなく周囲の建築物の高さや進入進出時の勾配等のクリアすべき基準がいくつもあります。単に場所があるから等という生半可な気持ちではつくれません。

それでも私が設置にこだわったのは、救急は治療に急を要するからこそ救急であるというのが大原則であり、ヘリコプターが最も時間短縮できる輸送手段だからです。今のところ下呂や高山からの受け入れが多く、週1回程度の頻度ですが、岐阜県内の救急ヘリが2台しかなく、今後の課題になるかと思います。

コミュニケーション重視の、オープン&フラットな医局

医療界にもIoTやAIによるイノベーションの波が押し寄せ、将来的にはこれらのテクノロジーでより高効率かつ質の良い医療サービスが提供できるようになることはほぼ間違いありません。

しかし大事なのはハードよりもハートです。機械任せで心のこもっていない対応はケアとは言えないはずです。それにはまず、中で働いている人同士が心を通わせなければなりません。すなわちコミュニケーションが大事ということです。

しかし病院の医局というものは診療科ごとに分かれており、風通しの悪いところであるのが一般的です。声をかけにくく会話が生まれにくい環境下で、どんなにコミュニケーショ

ンを円滑にしましょうと言っても上手くいくはずがありません。

そこで考えたのが、「医局の大部屋化」です。診療科別の壁を取り払い、誰もが行き来でき顔を合わせ話せるレイアウトにしたのです。一人ひとり仕事に集中できるよう、個別にパーティションで区切られたブースがスタッフの人数分、ずらりとその大部屋に配されており、用事があればその人のブースに行って話をしたり、あるいは同じフロアに設けたソファのある歓談コーナーを使ったりすることもできます。

一般の病院では主治医に対して他の医師が口出しするのを遠慮するような空気がありますが、そのせいで誤診を招いたり最悪の場合は手遅れになったりもします。

当院が実践する、各診療科や医師の間の垣根を低くした体制は、真に患者最優先の医療サービスのため、ディスカッションの機会を多くする狙いもあるのです。

加えて当院には、一人の患者に対し、複数の専門家が協力して治療を行うチーム医療の文化が根付いています。何より病気と闘う患者が主役であり、医療者はサポーターです。そして医師もナースもコメディカルも事務も全員が各分野でのスペシャリストであり、立

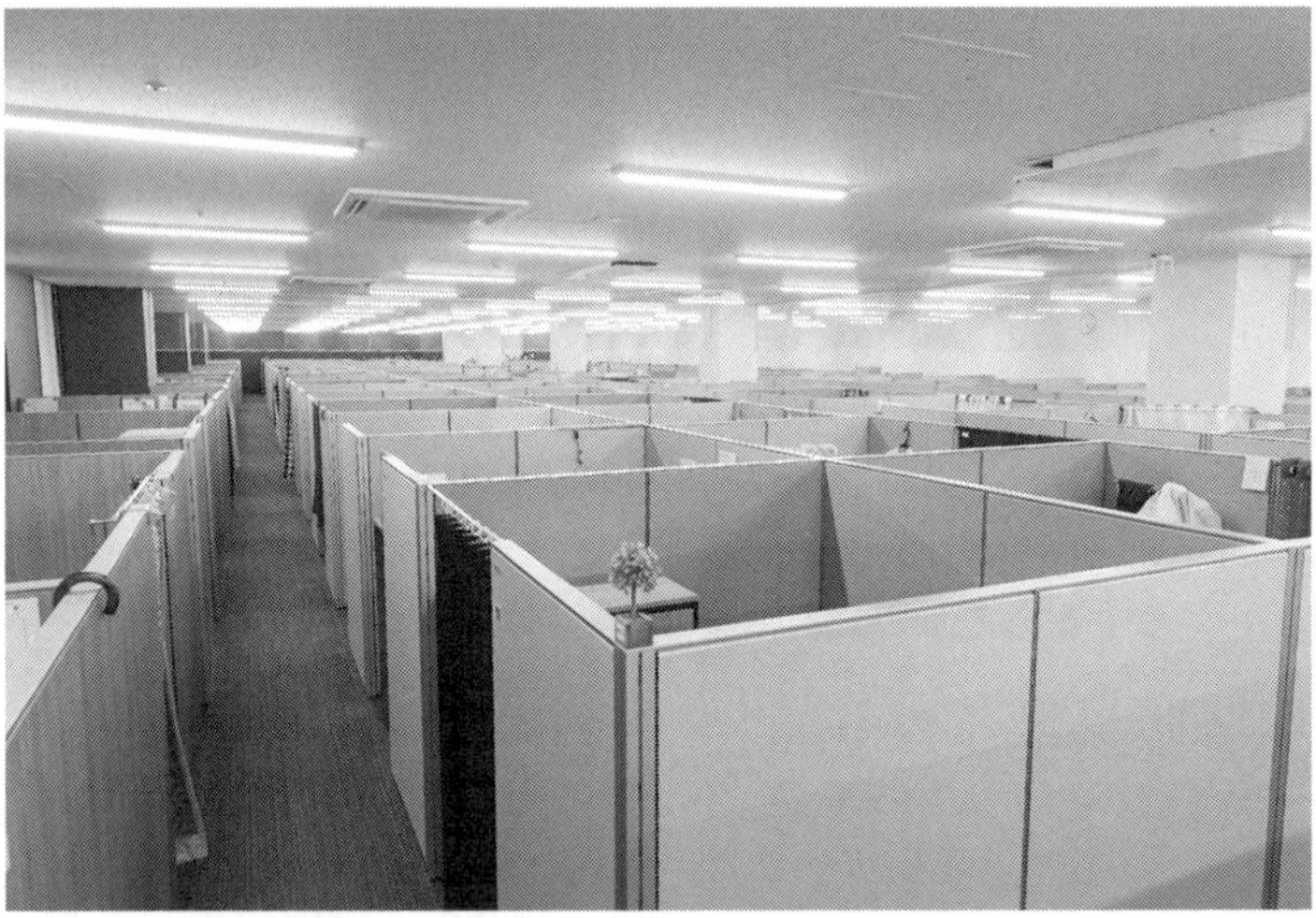

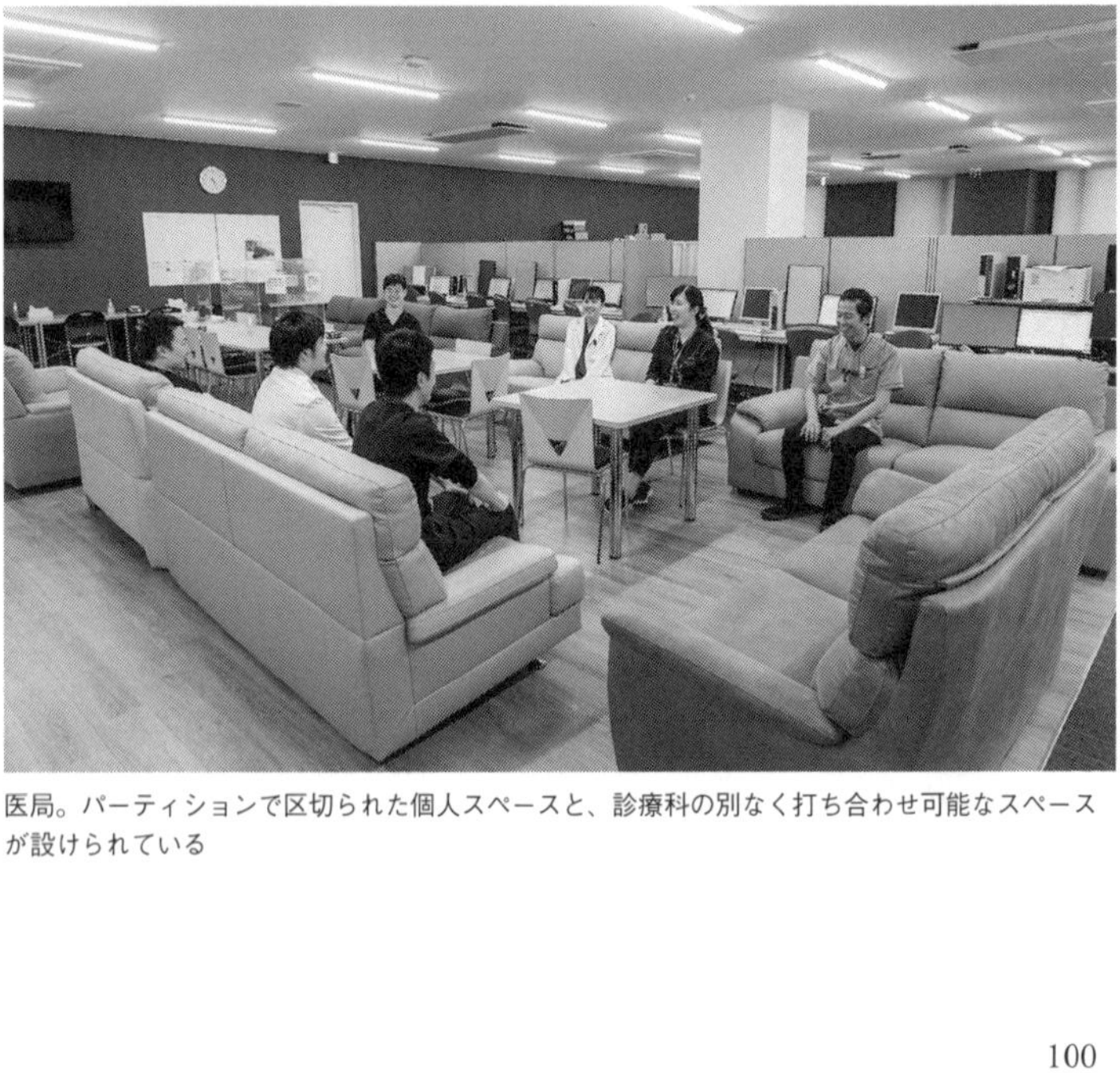

医局。パーティションで区切られた個人スペースと、診療科の別なく打ち合わせ可能なスペースが設けられている

場としては横一列であるいわばマトリックス方式を徹底しているのです。

日本の多くの病院には往々にしてヒエラルキーと言うべき縦構造があります。つまり医師が最も偉くて次にナース、さらに療法士や技師等のコメディカルスタッフがいて、事務スタッフがいる、というようにです。

最大の問題は、患者がそのさらに下の位置付けになることです。口では患者第一等と言いながら、実際の診療の場では医師が一方的に診療を進め、患者は縮こまって指示を受けるだけというような上下関係が常態化しているのです。たちの悪いことに、内部の人間はそれで長年きているものですから、いかに前時代的かにも気づかないという問題もあります。これでは医師は人のために働く者どころではなく、全く話になりません。

それは医療者間でも起こります。看護師や技師が医師には意見しにくいと臆してしまったり、何でも医師の指示待ちになってしまったりします。

当院では、全員がスペシャリストとしてプロ意識と責任を持ち、意見を出し合います。例えば、検査技師なら検査に関しては医師にもどんどん意見を言いますし、医師もきちんと耳を傾けることが自然に行われています。

ただし、各人が自分の意見をただ言い合うのでは本末転倒で、「患者のために」という目的を見失わないことが前提にあることは言うまでもありません。当院は一般に医学部5年次から行われる俗にポリクリと呼ばれる臨床実習過程の医学生も受け入れています。彼らが口を揃えて言うのは、各科の間に垣根がなくてとても雰囲気が良いということです。

一般に国公立の大病院ほど、例えば内科と外科との間の垣根が高いと言いますか、縄張り意識が強いものですが、当院はそうでもなく、互いにタイアップしながら患者をサポートすることを徹底しています。

そんな環境はドクターにとって働きやすいのも当然で、国家試験に合格したらここに勤めたいと言ってくれる人が年々着実に増えてきました。

臨床研修では人間形成も

全国的に勤務医不足が深刻化する中で、当院には毎年多くの若いドクターが全国の大学から臨床研修に応募してくれます。診療科が揃っているため、内科で言えば2年間でほぼ全ての科を回り内科疾患を網羅することができます。そのため、基本領域＋サブスペシャルティ領域の専門医資格の取得を基本とする新内科専門医制度へもスムーズに移行することができます。

当院は救急車受け入れ台数が多いので、急性疾患から慢性疾患まで多岐に学べるうえ、ＨＩＶや感染症の専門施設もあります。また外国人患者も多いことから、非常に幅広い経験を積めることも魅力の一つと受け止められているようです。また、当法人は岐阜大学医学部の連携大学院として、大学院生の研究指導にもあたっています。

設備の充実した総合病院だから、中部国際医療センターに行けば色々な症例を見ることができると志願してくれるわけですが、単に診断や治療技術を身につけたいと願うだけでは困ります。医師としての人間形成まで含めて教育であり研修であるというのが私のポリシーだからです。

当院に来ることが決まった医師には、一人ひとり私が必ず面接を行います。テクニックだけでなく、ハートを大切にして患者に親しまれ、信頼される医師になるために必要なことを常に意識して身につけてほしいと、直接話をするためです。

「全てのことが、患者のために」が一つのテーマになっていること。患者には決しておごった態度をとってはならないこと。患者と同じ目線で接しなければならないこと。

私がかつてがんと誤診され、患者の弱い立場を思い知った経験は、半世紀近く経った今でも私の中で色あせていません。

その経験から得た3つの教訓は、私が生きている限り後世に伝え続けるつもりです。

医師はエリートではなく、患者と共に歩むサポーターであれ

医師は学生の頃からエリート扱いされ、たとえ意識していなくとも偉そうに振る舞ってしまうものです。「病気と闘っているあなたに対して、何かお手伝いさせてほしい」と、患者に対してはそのくらいへりくだった感覚でなければだめだよと教えています。医師だけでなく看護師も技師も、当院のスタッフは全員が患者のサポーターであるとの意識を持っ

て、仕事をしてほしいと思っています。

日本で医師を志す者の動機はかつては親兄弟等の身近な人の死が原体験となり、命を助ける仕事に使命感を持ったり、あるいは親が医師でその背中を見て育ち、自分もなりたいと思ったりすることが多かったと思います。

しかし、受験戦争と呼ばれる時代を経て偏差値至上主義が社会に浸透し、人道的なやりがいよりも目先のステータスを得んがために医学部を志望するというのが、時代が下るにつれ動機の多くを占めるようになってきた感が否めません。

高校や予備校も、医学部に何人合格したかが学校の評価に手っ取り早くつながるものですから、理系志望で偏差値が高い学生に医学部を勧めがちです。自分がいかに優れているかを証明するため、偏差値の高い大学を選んだらそれが医学部だった、ということです。「医師になれば食いっぱぐれないよ」と言われれば本人も、将来の安定欲しさでその気になるものです。

そのようなパターンで医学部に入れたとしても、さして興味のない学問を学んだところで身につくはずがありません。また、私の経験上、解剖学の実習はある意味、学生にとって医師を目指す「本気度」の踏み絵のようなもので、この段階で自分には合わないとドロップアウトするケースがかなりあります。入学できても勉強についていけない、あるいは適性がないことに早くに気づいた学生は、早く退場してもらう方が医療界にとっても、本人にとっても幸せです。

ところが、そこをクリアし、卒業そして国家資格取得の関門も通って社会に出てしまうと、適性がほぼ不問になってしまいます。研修医として白衣を着た瞬間から「先生」と呼ばれれば、自分は偉いんだと勘違いもしてしまうでしょう。

実際には研修医の段階で初めて「世の中」を知るわけで、患者と接してそれまでまったく関わることのなかった性質の患者や職員と相対していくわけです。

怖いのはここでもし人と接することが自分は苦手だ、と適性のなさに気づいてしまった場合、本人にとってはにっちもさっちもいかなくなることです。どういうことかと言うと、医師になってからドロップアウトすると、他の例えば法学部や文学部に比べて、いわゆる「つぶし」が利かないからです。

そうなるともう一つの選択肢として、人と接するのは苦手だけれども医師としてやっていく、という道が浮上します。こうして、人間として視野が狭くハートのない医師が量産されてしまう、というわけです。

ハートを具体的に言えば「患者の立場でものを見て、感じることのできる能力」、あるいはもっと限定的には、「患者の苦痛を認識し、理解すること」です。

そこに私は疑問を持たざるを得ません。つまり単純に、医療技術の進歩だけでなく、そもそも素質としてハートがない人材が医師になるから、機械頼みの風潮が強まっていると考えられるのです。

やっぱり医師には専門知識も必要ですが、まず一人の人間としての温かいハートがないと、と思うのです。そうでないと、ＡＩロボットの診断・治療の方が生身の医師よりも優位になってしまいます。どんなに高度化した環境にあっても、技術は人に寄与するものであって、人間のハートなくして技術は活かされない、ということです。

それを今の受験システムでは測りようがありませんし、医学部に入ってもふるいにかける機能がないから、人間性として不適合な医師がそのまま臨床の場に出ていってしまうのだと思います。

医療ケアの向上は看護師教育から

病院の現場でチーム医療を支える要はナースであるというのが私の信念です。看護師は医師よりも患者と接している時間が長く、身体だけでなく精神的なケアも担います。また医師が多忙な分、チームの他のメンバーと密に連絡をとり治療方針がぶれないようにする役割も大きいと思います。

技術とハート、もちろん職種問わず医療者には必要ですが、特に看護師には強く求められます。そして病院の全スタッフにおいて、その数の割合が最も多いのは看護師です。したがって、看護師の質がその病院の質を決める重要な要素であることは間違いないのです。

私はかねて看護師育成の重要性を訴え、1994年に学校法人を設立し、「あじさい看護専門学校（現　中部国際医療学院）」を開校しました。

教育分野に携わるのは私にとっては新たな挑戦でした。とにかく全人的に優れた看護師を輩出したいとの一心で運営に取り組んできました。講師陣もその思いに応えてくれて、熱心な指導で開校以来ずっと、国家試験合格率ほぼ100%を達成しています。4年制大学を不合格になり当校に入学した学生も多いのですが、3年間の密な指導で4年制大学卒と同一の試験に通るのですから、いかに当校の教育が密で高水準であるかが分かると思います。

この学校の方針は、知識や技術の偏重ではない、人格的に調和のとれた人材を育てる全人的教育に重きを置いていることです。そしてチーム医療の要となるには「ドクターの下につくものではなく、ドクターと対等のパートナーである」との自覚を持ってもらわなければなりません。この2つを私は入学時から徹底的にたたき込んできました。

周囲からはしばしば、看護師不足を補うために学校をつくったのですかと聞かれますが、そうではありません。目的はあくまでも看護の質の向上です。全人的に優れたケアのできる看護師を育て、自分の病院で働いてもらえれば、他の看護学校を出た人を雇うよりも、医療の質を早く確実に高められるだろうとの考えからです。

人手不足、人手を補う、という言い方が一般的ですが私はこの言葉は好きではありません。重要なのは手ではなく「心」つまり、人心を補うというのが真の意味だと思います。心が伴ったうえで初めてその人のスキルとして評価されるべきであり、技術的な巧さだけ求めるならロボットや機械がやればよいのです。

看護師だけでなく医師も技師も介護福祉士も、働く人の「心」を借りたいという気持ちで職場に迎え入れないと、良いケアはできないと思うのですが、どうも今の日本にはその視点が欠けているような気がしてなりません。

私は、特定の診療科における看護分野で専門性の高い知識と熟練した技術を持つ認定看護師の育成にも力を入れています。

資格を取得するには指定の教育機関で半年～1年の研修を受け、試験を通らなければなりませんし、そのための費用は看護師が所属する病院負担であるため、かなりの先行投資と言えます。ところがそれだけ時間と費用を提供して合格し認定看護師になったとしても、保険点数には反映されません。

そういった事情もあり、もとより看護師不足が問題視されている現状も受け、医師会や病院協会の多くは消極的姿勢が見え隠れします。

しかし私は、チーム医療を充実させるにはナースの力量向上が必須であり、またドクターと対等なパートナーとしての役割を全うするためにも高い専門性を持った看護師が増えることを願っていますから、毎年積極的に送り込んでいます。

確かに経営面のメリットはなく、また特定の分野に精通すると異動を渋る傾向があるため、柔軟な人事戦略がとりにくくなるという課題があるのは事実です。しかし専門性の高い看護師がいれば医師もやりやすく、チーム医療の質の向上により大きく貢献します。何より患者がそうした高いスキルを持つ看護師にケアしてもらう方がいいに決まっています。

将来的には、アメリカのNP（ナース・プラクティショナー）のように、医療行為の一部を看護師が担えるようになる等の改革が日本でも行われるかもしれません。医師会は反対姿勢を崩しませんが、現在の医師の過重負担が分散され、それによって医療全体の質が上がるのであれば患者の喜びや幸せにつながります。

認定看護師はこれからもっと日本の医療に求められると私は信じていますので、スキルアップやキャリアアップをサポートするのに私は決して力を惜しみません。若い人が自らを高めようとする時、何人《なんぴと》もそのチャンスを閉ざしてはいけないというのが私の思いです。

予防医療への取り組み

WHOからの評価も高い国民皆保険制度にも弊害はあり、私は国民の間に「自分の健康は自分で管理する意識」が育たない点が挙げられるのではないかと思います。平たく言えば「病気になったら病院に行けばよい」という安直な考えがはびこっているということです。一般的に日本人は平均寿命と健康寿命との間に約10年の差があることが知られています。この差を生み出す要因の一つに、この予防意識の甘さがあると思います。

私は30年前からこのことに問題意識を抱いており、自分の健康は自分で管理する意識を持ってもらおうと、疾病予防を目的としたフィットネスクラブ「クラブM」を設立しました。厚生労働省認定の運動型健康増進施設としては岐阜県初、全国でも先駆けとして長く地域住民の健康づくりに寄与してきました。そして中部国際医療センター開院に伴い、こ

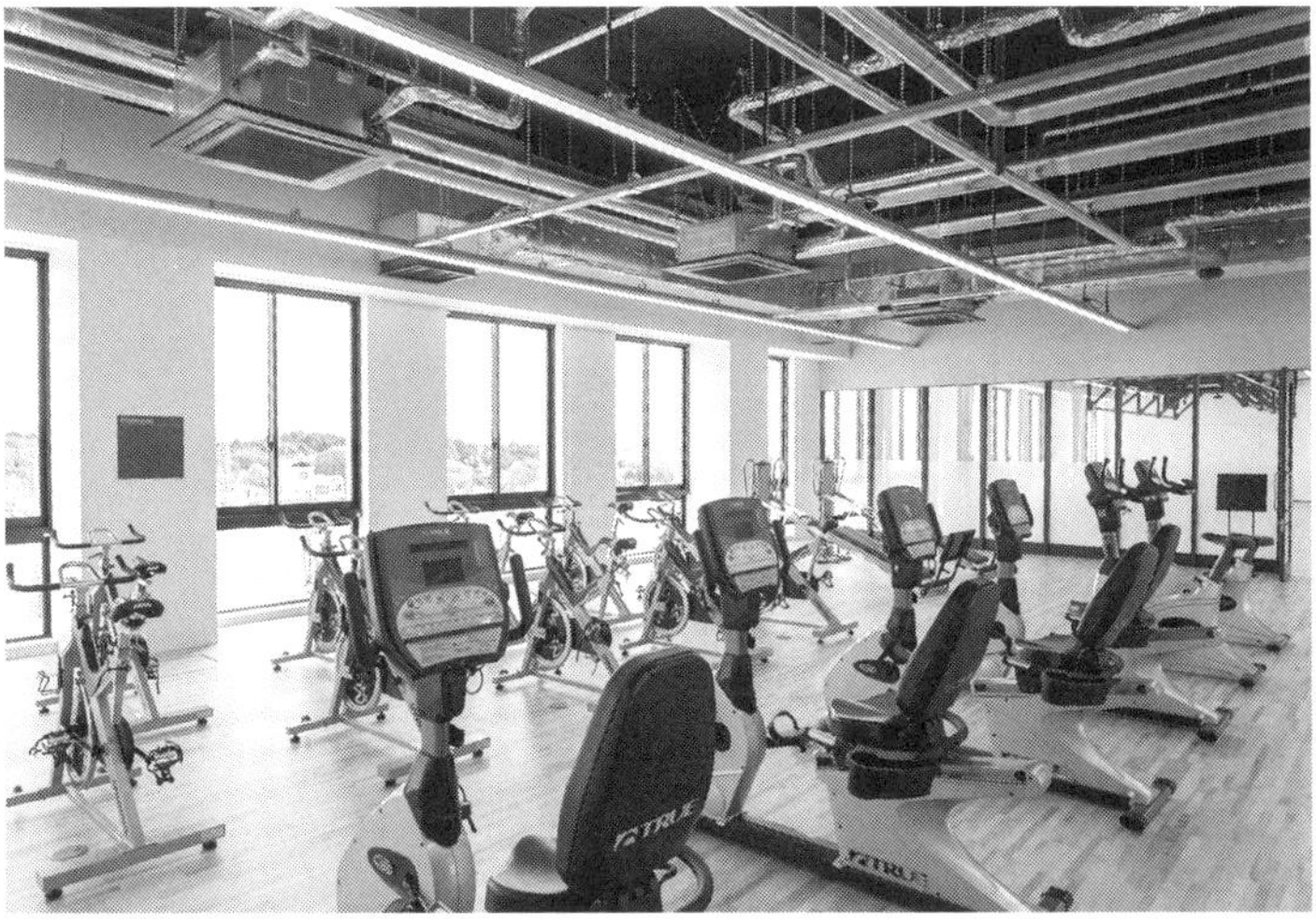

クラブMのトレーニングルーム。スタッフは健康運動指導士の有資格者で、医師の運動処方をもとにプログラムを作成し、患者に指導する。患者以外の一般市民も利用できる

の施設も同じ敷地内に移転しています。

この施設の大きな特徴としては、提携医療機関である当院の医療スタッフによる健康相談や運動能力等の各種測定ができるメディカルルームがあることと、フィットネススタッフは、厚生労働大臣認定の健康運動指導士の有資格者であるということです。糖尿病や高血圧症等の生活習慣病の治療目的で医師の処方に基づき運動療法を行う他、一般市民にも一人ひとりの健康状態や目的に合わせたトレーニングメニューを作成、指導しています。

もちろんそのメニューを実践するトレーニングフロアも広々としていて、

機器も充実しています。エルゴメーター（自転車ペダル踏み運動機器）、トレッドミル（ランニングマシン）等の各種マシンが並び、別階には25m×5レーンのプールもあります。

クラブMは、自分の健康は自分で守る時代が必ず来ると先を読んだ私の予防医療領域への初挑戦の産物でした。Mは3つのコンセプトを表しています。まずメディカル、これは医学的な知見に基づいたサービスを提供するということです。

次にマインド。これは運動で体だけではなく心も整うことを意味しています。

そしてマイルド。スポーツクラブと言えば当時の日本では若者がアスリートばりに張り切って、筋骨隆々を目指しハードなトレーニングをする場との認識が一般的でしたが、クラブMで行うのは中高年向けの健康管理を目的とした中程度の強度の運動であるということを地域の人に知ってもらいたかったのです。

設立のきっかけは、1990年代の初めに日本で流行しだしたエアロビクスに興味を持ったことでした。考案者はケネス・H・クーパーというアメリカ空軍の軍医で、ベトナム戦争終結以降、兵士の肥満や体力低下が問題となり、それに対する効率の良いトレーニングメソッドとして行われるようになったことが分かりました。

日本では当時エアロビクスと言うと、女性のダイエット目的が主流でした。しかしアメリカには健康増進を目的としたプログラムもあることを大変面白いと感じ、私はわざわざテキサス州ダラスにある施設「ケネス・クーパー エアロビクスセンター」を視察したのです。

そこはクリニックや研究所、ホテル等が配された広大な敷地を持っていました。そんな同施設のシステムは、まずクリニックで医師が診察をしてから、栄養管理と共に運動処方も行い、専門スタッフがその処方に従ってトレーニングを指導するというものでした。医療者のサポートのもと、安全に運動ができて健康づくりができる――これは日本でも必ず流行すると確信し、帰国後私は早速設立に動きます。

ところが施設の要となるべきドクターたちからは猛反対を受けました。プランを申し出た時、「病人がいなくなったら病院が潰れる、何を考えているんだ」と当時の理事長である叔父からはひどく怒られたものです。

でも、住民の健康を願うことの何が悪いのでしょう。私はむしろ、病気で苦しむ人をたくさん見てきているだけに「医師のいらない街づくりができたらどんなに良いことか」と思い続けてきました。

医師は警察と同じ「必要悪」なのです。安全な街なら警官は要りません。それと同じで、健康であれば医師は要らなくなりますが、私は医師でありながらも、それが理想だと思っています。

ですから病気になった人を診るだけではなく、病気にならないようにするのも医師の務めだとずっと思っていました。今でこそ予防医療に力を入れる医師も増えてはきましたが、私は30年以上前からその重要性に気づいていました。

「お医者さんが運営するフィットネスクラブ」をコンセプトに開業したクラブMは、私の予想通り評判となり、周辺の自治体、そして県からも注目される存在になりました。そして軌道に乗り始めた1995年、一定の条件を満たした運動施設の認定制度がスタートし、岐阜県で初の厚生労働省認定　運動型健康増進施設となりました。同時期に厚生労働省へ、当施設利用者の運動データを提供しており、国の健康づくりの施策にも微力ながら貢献しているとの自負もあります。

逆張りの精神

常に人が手を出さないことをやりたがる私を、無謀だと言う人もいます。周囲を見て成功している人のまねをすれば無難に良いところまで行けるでしょうし、国の言う通りにして、国が定める各種制度や仕組みの範囲内で、上手くやっていこうとする病院経営者の方が国にとっては都合が良いはずです。

でも、出来上がった価値観とか枠の中で正しい順当なことをしていても、それは必ずしも患者のためになっていないことがあるということを、私は50年の医師人生で学びました。決して順張りがいつも正しいわけではないのです。加えて、順張りは先人のつけた道をたどるだけであり、そこで上手くいっても、先人を超えることはないとも考えます。

私はむしろ逆張りこそがブレイクスルーをつくり、トップランナーへの道を切り拓くと強く信じています。それが正しいことであるならば、いずれ追随してくる人が増えてきます。例えば、地域医療構想の中で病床数の削減が進められていますが、私はこの地域の中心的役割を担う病院として、逆に増やす必要があると判断しそのように実行してきました。この例に限らず、地域医療構想にとって望ましいか望ましくないかではなく、患者にとって望ましいか望ましくないかを判断基準に置くと、逆張りになることが多いのです。もちろん、やるからには自分が全責任をとる覚悟で臨んでいます。

日本は残念なことに、医師から政界へ転身し、日本の医療を良くしようとリーダーシップをとる人材がなかなか出てきません。審議会や公聴会でどれだけ政策に対し意見したとしても、政策をつくる側に現場を知りしっかり意見できる者がいなければ、ダイナミックに動かないのが政治です。超党派のディスカッション等で、医療政策がもっと国会の場で議論されることを望みます。

超高齢社会のもとでは福祉の視点が不可欠

超高齢社会を迎え、医療と福祉の共存・連携が進む中、医療者も福祉に関する理解がなければ患者ファーストを全うすることはできないと考えます。私自身、日本でまだ医療と福祉は別個と考えられていた時代から、両者の連携に力を入れてきました。

私の専門である脳外科手術は欠損手術であり、一命はとりとめても、後遺症による障害を負うこともあります。しかし、80年代当時リハビリと言えば整形外科が中心で、脳神経外科のリハビリは一般的ではありませんでした。

外科医はとかく、手術が成功すれば患者を救えると思いがちですが、決してそうではありません。手術後も患者ができる限り不便なく幸せな生活が送れるよう手を尽くすのが患者ファーストの精神に基づく医師の仕事です。そう思い至った私は、院内に脳神経外科中心のリハビリテーションセンターを開設したのです。

そこで患者の社会復帰を後押しすべく努力してきたのですが、厳しい現実に直面することになります。

ある日、脳卒中の術後のリハビリにより身体機能がある程度回復した患者と家族に「もう少しで家に帰れますよ」と話をしたところ、患者がその場で涙をぽろぽろとこぼしたのです。私はてっきり嬉し涙だと思ったのですが、あとから家族に「家に帰さないでほしい」と懇願され、自分の理解の至らなさに気づきました。

患者の涙には「自分が家に帰ってもこんな半身不随の身体では家族に迷惑がかかる、申し訳ない」というつらさや悲しみが込められていたのです。

リハビリは確かに、術後の機能回復に効果的ではあるものの、手術前の状態に「戻す」ことはできません。そこで私は考え抜いた末、医療ではなく福祉の面からサポートできるよう、数年前に亡くなった父が遺したこの土地に、障害のある方が必要なケアを受けながら楽しく生活できる施設をつくろうと思い立ちました。この発案が、社会福祉法人　慈恵会誕生のきっかけとなったのです。

当時の日本はと言えば介護保険制度もまだない時代で、身体機能が低下し家族が面倒を見きれなくなった時に頼れる公的な施設は特養（特別養護老人ホーム）しかありません。ひとたび入居すると、世間から隔離され終生出られないといった暗いイメージが根強く、民間の老人ホームも含め、私が思い描いた手厚いケアを行い自立した生活をサポートするような施設は皆無と言っていい状況でした。

そこで私は海外へモデルケースを求め、北欧やアメリカを視察して回ったのです。

個人が尊重される海外では、ナーシングホームと呼ばれる、医師や看護師、ケアスタッフが常駐し、できるだけ自立した社会生活が送れるようサポート体制が敷かれた施設がありました。自宅で使っていた愛用品や家具の持ち込みもできる等、個人の自由を重んじた施設も多く、入居者が安心して前向きに生活を楽しめる工夫が随所にちりばめられていたのです。

別荘のようにさわやかに過ごせる特別養護老人ホーム

日本にもこんな施設を！　と私は高揚し、その2年後に竣工したのが２０２３年に35周年を迎えた「さわやかナーシングビラ」です。

名称の由来は、まず「ケアを行うところ」を強調したくて、ナーシングと入れました。そしてさわやかはリフレッシュ、ビラは別荘です。つまり、終生いなければいけない場所ではなく、別荘のつもりでさわやかに過ごし、いずれは自宅に戻れる、という願いを込めて名付けたのです。

しかし、最初県にこの名称を申請したところ、普通こういう施設は山田園とか、所在地が下米田町ならその名前をとって米田荘にするものだと受理を拒まれました。そんな格好つけた名前をつけるんじゃないと言わんばかりでしたが、私としてはひとしおの思い入れがあっての命名です。当然抗議し、名称の意味も説明しましたが全く聞く耳を持たず、しまいにはけんか腰になって通した、という経緯があります。

今はと言えば、英語やカタカナ表記の施設はさして珍しくもなく、地域にも受け入れられていますから、「さわやかナーシングビラ」はその先鞭をつけたと言ってもいいのではないかと思います。

実は私が「さわやか」と命名したのにはもう一つ、個人的な思い出からでもあります。

1958年、皇太子だった上皇陛下と初めて民間からお妃に選ばれた正田美智子さん（現上皇后）の「テニスコートの恋」は当時大きく報道され、中学生だった私も胸をときめかせたものでした。中でも美智子さまが記者団から皇太子殿下の印象を尋ねられ「さわやかなお方」という旨のお答えをされたことがずっと私の頭に残っていたのです。

そして平成に入り、なんと黒田清子さんが「さわやかナーシングビラ」を視察されることになり、来られた際に「とてもすてきな名前ですね」とおっしゃいました。そこで私は、「実は……」と名前の由来をお話ししたところ、とても喜んで下さったのが今でも良い思い出です。

さわやかナーシングビラでは一般の特別養護老人ホームにはいない看護師やリハビリスタッフも配置し、リハビリにも力を入れていましたし、入居者が病気になった時にはすぐ診察が行えるよう医療とも連携していました。

父の遺した敷地にはまだ、父がかつて診療を行っていたクリニックの建物がそのままになっていたので、私が定期的に通う形でそこでの診療を再開しました。さらにさわやかナーシングビラとクリニックとを渡り廊下でつなげ、ビラの入居者で具合の悪くなった人はそこを通って楽にクリニックへ移動できるようにしたのです。

通常、特養には月1回程度の往診か、急病の場合は近隣の医療機関へ搬送して医療が行われますが、私は週2回の頻度で通っていましたし、短い渡り廊下一本でつながっているのでビラの入居者には安心感を与えられたと思っています。

ところがある日、県の健康福祉課がやって来て、この渡り廊下にもの言いがつきました。ナーシングビラとクリニックが同一施設とみなされ、福祉施設内での医療行為は違法である、と指導が入ったのです。

今でこそ、福祉と医療の連携は国の地域包括ケアシステムの中でも重点項目とされていますが、当時は福祉と医療は完全に別であるべきだとされていました。

私はこの時もずいぶん行政には抵抗したのですが、国の決まりには従わなければいけません。しかしだからと言って、ビラの入居者が、具合が悪いと言っているのに見過ごすこともできません。そう簡単には国の理不尽な制度に屈するわけにもいかない、と考えた末、ビラとクリニックの間の渡り廊下を途中で1m分切り離し、取り外しできるようにしたのです。

これなら、外してしまえば両者はつながっていないことになるので、福祉施設で医療を発生させていない、と申し開きができますし、実際、そのように言い張って切り抜けました。もちろん、ビラで病人が発生した時は、1m分の廊下をはめこんで通れるようにしました。

国に先駆け高齢者福祉の複合施設を展開

それから数年後には国の方針で、医師による管理のもとで看護や介護ケア、リハビリ等が提供される公的施設　老健（介護老人保健施設）が新設されました。それを受けて慈恵会でも1991年に、社会福祉法人としては岐阜県初の老健施設「さわやかリバーサイドビラ」を、さわやかナーシングビラの隣に開設しました。

しかし老健は医療と介護の中間施設との位置付けで、あくまで自宅へ帰すことが目的のため、受け入れ期間は3カ月間と厳格に決められていました。これでは、脳外科手術の後遺症や合併症等長期でケアを必要とする患者にとって、とても十分とは言えません。

どうしようかと考えあぐねていたところ、ちょうど時期を同じくして訪問看護ステーションの制度ができたことから、私はいち早く、手を挙げたのです。訪問看護でケアを継続することで、安心して退院できる方策をとった、ということです。

こうして、1992年に開設した「訪問看護さわやかステーション」は、社会福祉法人立では全国で第一号の認可を受けた施設として、ずいぶんマスコミにも取り上げられました。現在、地域包括ケアシステムの中でも重点が置かれている在宅（訪問）と施設との連携も、慈恵会はいわばパイオニアとして早期から取り組み、世間に少なからずインパクトを与えられたと自負しています。

1995年には、社会福祉法人立として岐阜県初となるケアハウス（軽費老人ホーム）「ケアハウス飛騨川」を開設しました。要介護までは至らないものの身体機能の低下で家庭での生活に不安のある高齢者向けの入居施設を、特養や老健と同じ敷地内につくったのです。

これにより慈恵会は全国に先駆けて、特養、老健、ケアハウス、ショートステイ、デイサービス、訪問看護ステーション、在宅介護支援センター等からなるいわば「高齢者福祉施設コンプレックス」を有することになり、図らずも国の高齢者保健福祉施策のモデルケースとして注目を浴びることになりました。

２０００年に策定されたゴールドプラン（高齢者保健福祉推進計画）では、各自治体が介護保険事業計画を作成し、介護関連施設の整備も各自治体が主体となって行うことになっていましたから、その施行直後は決して大げさではなく、全国の自治体から見学者がひきも切らずに押し寄せたのです。

さらに、同年に制定された介護保険制度において、介護報酬を設定するための基本データ作成にも協力しました。保険点数を決めるにあたり、介護施設を有する20の法人が参加し、一つひとつの介護サービスにかかる時間や労力を計測するというものでしたが、慈恵会もその一つに選ばれたのです。

また周辺の市町村から慈恵会に、施設をつくってほしいとの要請も頂き、２０２３年30

周年を迎えた当法人は現在40の施設を有する岐阜県内では最も長い歴史を持つ社会福祉法人となりました。

このような経緯を聞くと必ず、「ずいぶん手広くやっていてさぞ儲かっているのでは」等と言う人が出てくるものです。それも一人や二人ではありません。実際、施設見学に来た自治体の議員から「どのくらい儲かるか」と何度質問されたか分からないほどです。

しかし、そもそも社会福祉法人は非営利団体であり、儲かるわけがありません。世のため人のためにやっているのに、さぞ儲けているかのように言われるのは驚きを通り越し、呆れてしまいました。

福祉や医療に携わる者が、儲けありきで良い事業などできるはずがありません。患者や利用者の幸せのために尽くすんだ、という本質を自分の哲学としてしっかり持っていないとだめなのです。

介護報酬も診療報酬も、国の政策として定められていますから、無駄を排し健全な経営を行っていればマイナスにはならない、というのが私の考えです。儲かりはしませんが、人のため社会のために良いことをしているのだ、というところで満足しなければいけないと思うのです。

今後への提言――
患者ファーストを妨げる医療費と介護費の歪み

かつて人類が経験したことのない超高齢社会が日本に到来しているのは事実であり、どんな人にも老いは訪れ、どんなお金持ちでも自分の介護は他人に託さなければならない以上、公的な高齢者介護システムは不可欠です。

しかしその仕組みには問題が多く、介護施設の整備で全国に先んじたと自負のある私でも、では今の介護保険制度はどうかと尋ねられれば、こんな制度ならない方がよかったと思うくらいです。

介護保険の財源は自己負担分を除き公費と保険料で半々、さらに公費部分は国と自治体で半々を担っています。医療費は国の社会保障費から出るので、全国どの医療機関で受けても公的保険下の治療なら、医療機関に支払われる報酬は一律です。

しかし介護費はそうではありません。市町村により各サービスに割り付ける、利用料の計算根拠となる点数がまちまちだからです。これは市町村ごとに決めてよいということになっており、つまりは住んでいる場所によって介護報酬が変わってくるのです。

そもそも介護保険料は高齢者介護という社会性の高いそして大変な重労働であるサービスを受けるに見合う額とは全く言えません。なぜ介護職の給料が安いのかと言えば、その財源と言える介護保険料が、簡単には上げられないからです。

介護保険はもともと、自治体を保険者（保険制度の運営主体）とし、法令に違反しない限りは自治体に裁量を与える「自治事務」に位置付けられた経緯があり、自治体の独自の判断が前提となっている面もあります。

しかし、自治体にとって被保険者＝選挙民ですから、保険料は介護保険制度導入時から相当に安く見積もられましたし、その後も首長や県議や市町村議は保険料アップの動議など持ち出せるはずもありません。社会福祉法人から議員に保険料の見直しを求めても、自分の票田が脅かされるのを恐れて動こうとしないのです。

介護保険制度がスタートして既に20年以上経過しています。それなのに相変わらず介護職は低賃金で、今やなり手もおらず、介護サービスの質低下が問題視されているのは周知の通りです。高校を出て専門学校で2年学び介護福祉士になっても、中卒で准看護師学校に2年通い病院へ配属された准看護師より給料が安いという理不尽なことになっているのですから無理もありません。

コロナ禍においても、医療機関にはかなりの助成が出た一方で、老人福祉施設の方には雀の涙ほどで、デイサービスが次々と休止に追い込まれたり、クラスターが発生し後々まで風評被害にさらされたりする等大きな痛手を負いました。

この状況を早急に変えていかなければ、介護現場は疲弊する一方で、日本の福祉政策は早晩、破綻することが目に見えています。これからは医療と介護が足並みをそろえ、かつ大局を見据えた施策が必要であると強く感じています。

自由診療の開放と、求められる病院像

日本の公的保険制度による自己負担割合は制定以来じわじわと上がり続けています。税金や社会保険料の国民負担率が5割に迫り、五公五民等と皮肉られるほど財政難が叫ばれている現在、この傾向に歯止めがかかるとは思えず、そう遠くない将来さらなる負担率の引き上げがあるのではないかと私は予測しています。認知症やがんの新薬等高額の薬も保険収載されており、高齢化を考えればこれらの処方も増えます。財政破綻に向かうのを阻止するため、混合医療の容認等保険制度の見直しが不可避となる局面をいずれ迎えることになると思います。

こうして自由診療が拡大し、公的保険制度が実質機能不全に陥れば、民間の保険会社が牛耳ることになるでしょう。アメリカのような、一定以下の所得の住民以外は公的保険のない国のように、保険内容によってどんな治療内容かだけではなく、どの病院を受けるか

まで契約内容に記載されるような時代がやってくるかもしれません。

アメリカの医療ドラマにあるように、救急で運ばれてもこの保険ではこの病院は受け入れできません、契約書に記載されている病院へ行って下さい、というようなことが日常になるかもしれないのです。


こう書くと、患者側には不利のように受け取れますが、皆保険制度下のようなどこへ行っても同じ医療の枠を超えて、より良い医療を受けられる機会拡大のメリットが享受できるとも考えられます。当然のことながら保険会社は、提携する医療機関を厳しく審査しますから、そこで医療の質の見える化が進むと私は期待しているのです。

A病院はとても良い医療をして短期の入院で済む、それに対しB病院は雑な医療をするので予後が悪く、入院が長期にわたるとします。保険会社は当然ながら治療費が安く済む方が都合が良いですから、A病院＞B病院とランク付けをするわけです。

それが全国数多くの医療機関に広がれば、これまではネームバリューとか国公立か民間かといった根拠のない断片的な情報でしか質の良し悪しを判断せざるを得なかった状況が変わり、患者はより客観的かつ判断するに値する基準で評価された病院の質を基に、選ぶことが可能になります。つまり、これからは保険会社に病院がランク付けされる世の中になるのではないかとの予測を私は立てているのです。

医療機関にとっても、自分の病院が例えばAランクと認められれば誇りになるでしょうし、そうでないところは、経営に響きますから質の向上へと取り組むことになるでしょう。

私がコスト度外視と言われようとも先端的な機器を導入する等、一貫して良い医療を追求し続けているのには、もちろん目の前の患者を救いたいからこそですが、このような国家規模での医療制度の革命的な変化が起こり得ることも想定しているからです。

保険会社には外資もありますから、今のうちから国内だけでなく世界にも、クオリティの高い病院としてこの名を広めるべく、コツコツと努力を続けているのです。

患者から選ばれる医師に

今の国民皆保険制度下では医療機関の医療の質が不透明というのは、突き詰めると医師の腕にかなり依存すると私は思います。もちろん設備とか導入機器とか、ホスピタリティ等医療の質を測り得る要素は数多くありますが、やはり実際に医療を担うのは医師をはじめとする医療従事者です。医療の質といった場合かなりの割合をその技量が占めるというのが私の考えです。

ところが今は、ベテラン医師も研修医も、治療内容が同じなら保険点数も同じです。完璧で創痕もきれいな手術も、術者の腕のせいで癒着を起こしてしまったような手術であっても、保険点数は同じです。それで追加治療がなされ入院日数が長引く分、医療費がかかり、結果として病院が儲かるわけですからおかしな話です。

これは、いかに今の公的保険制度が、医療の質をないがしろにしているものかということとです。これでは医師も自分の腕を磨こうとするモチベーションが保てません。

昨今は手術の症例数や導入機器、術式等をオープンにした病院や医師紹介の雑誌が、患者の病院選びの一つの手段になっているようです。編集部が独自の基準でランク付けしているものもあり、そういうのを見ればやはり評価の高い病院なり医師なりにかかりたいというのが人というものです。

やはり外部から評価されることが、やりがいになり向上意欲をかきたてる、これは医師に限らず人としての自然な気持ちだと思うのです。

もし自由診療の開放が現実のものとなり、医療機関のランク付けが加速されれば、必ずその流れは医師にも及んでいくだろうと私は思います。

自由診療や混合診療の開放の是非については議論の余地があると思いますが、私自身はそういう流れになっていくのは良いことだと思っています。患者には良い医療を受ける権利があり、そのために良い医師を選ぶ権利があると思うからです。

医師側にとっても、自分が評価されれば誇りになりますし、そうでなければ患者から選ばれなくなるのですから発奮するでしょう。そのようにして医療機関全体、ひいては日本医療全体の質が上がっていくのだと思いますし、そうならないといけないのです。

医師は、自分が働いている場所が世界の全てですから、この感覚がピンとこない人が多い。自分の置かれた場所で働けばよい。自分のいる場所に患者が来るのだから、来た患者を診ればそれでよい、という感覚です。

しかし近い将来、そんな悠長なことを言っていられる時代は終わりを告げると私は予測しています。医師が選ばれる時代、そして淘汰される時代は今既に、その気配が感じられるほど近いところまできていると思いますが、ほどなく日本はその荒波に呑《の》まれ、揉《も》まれることになるでしょう。

そこで残るのは間違いなく、患者から選ばれる医師です。特に国公立の研究分野も担っている大学病院ではインパクトファクターで医師の質が測られてきました。でも臨床医としての質は、患者から選ばれるかどうかこそ、インパクトファクターとして機能してほしいものです。

第4章

都市部と地方で医療格差があってはならない
最先端医療を取り入れ、地域の中核病院として地方医療を先導する

地方に「医療のメッカ」を

地方は都会に比べ、医療の充実度が低い。そんな社会通念を覆したい。東京の大学病院から美濃加茂市に戻ってきた頃から、私の中にはずっと地方に根強く存在する都会コンプレックスへのアンチテーゼがありました。

とはいっても私自身、大学病院に勤務していた頃は、先端的な機器を使いこなし最新鋭の治療を行えることに喜びややりがいを感じていました。そのため、子どものいなかった叔父から木沢記念病院を継いでほしいと請われた時には、実はちょうど同じ時期に、別の大手医療法人からヘッドハンティングの話ももらっており、ずいぶんと迷ったものでした。

しかし、自分なりに故郷の市場調査をし、当時の美濃加茂あたりでは脳外科手術そのものの認知度が低いことや、民間病院はおろか当時の岐阜大学医学部でさえ脳神経外科が独立した診療科として存在していなかったこと等から、故郷でも自分の腕を存分に振るえると判断し、ヘッドハンティングを断り故郷へ戻ってきたのです。そして、どうせ戻るなら都会よりも良いことをしようじゃないか、という意気込みもありました。

ただし当時は、新設された脳神経外科の部長とはいえ一勤務医ですから、資金があるわけでもありませんし、地方である他にも、民間であることがハンディキャップでした。民間には、国公立の大学病院が受けられるような補助金も一切ありませんから、ではどうしたらと言えば、これはもうひたすら、患者に良い医療を行うことしか術がないのです。

今ある環境や施設、人員の範囲で精いっぱい、良い医療をすれば多くの患者に来てもらえるだろう、そうすれば経営的にも良くなり資金がプールできると、自分が理想とする地方医療を実現したい一心で、脳神経外科部長として約10年、叔父亡きあとは病院を継ぎさらに20年と、30年以上にわたりコツコツやってきたのです。アフターファイブには公民館等で地域の人々に講演し、脳卒中の治療法の普及を行い、365日24時間体制で当直にあたりました。

こうして、長年の夢が叶い、自分でゼロから考えた理想の病院像を形にしたのが、中部国際医療センターです。全10階建て、敷地面積約11万5000㎡、美濃加茂市の市街地からほど近い丘に位置し、東京ドーム約2・5個分に相当する広さを誇る施設です。

私が脳神経外科部長として木沢記念病院に赴任してきた頃は、200床に対し医師はたった4人、看護師や技師を入れても医療スタッフ10人足らずという規模でした。しかしその後診療科を増やし、社会福祉法人を立ち上げ介護施設をつくり、また病院の内部改革で患者への医療の質アップに努めてきました。

その成果が現れ民間ながらも地域の中核的な存在になるにつれ、手狭になってきたのと建物も老朽化してきたため、2000年に入る頃には建て替えの構想を持っていました。より広い場所に移転したく、この土地に目をつけたのも同時期です。当時は桑畑が広がる県の所有地で民家もなく、ここに病院をつくっても誰が来るの？と言われるような過疎地域でした。

駅前のメディカルモールに代表されるように、大勢の人の流れが見込める立地ほど好条件と言われます。しかし私の考えは違いました。なぜなら私は前院にいる頃から、地域の医療圏にとらわれない「広域医療」を目指していたからです。

岐阜県には当院がある美濃加茂市や隣の可児市、関市等からなる中濃、多治見市や中津川市、恵那市等が属する東濃、大垣市や養老町等がある西濃、高山市や下呂市に代表される北部の飛騨地方、そして岐阜市を中心とした岐阜の、5つの二次医療圏があります。しかし、中でもここ中濃エリアには、残念ながら県立病院がありません。そのため木沢記念病院でいわば、県立病院の医療を代行してきました。

そのような経緯もあり、新病院の設立にあたっても、美濃加茂市の人口約6万人だけを見ているのではいけないと私は考えました。県全体約200万人を想定した医療をしたいとの思いがあったのです。

「辺部《へんぴ》でアクセスしにくければ、どんなに土地が広くても来てはもらえまい」と周囲から指摘されましたが、私には勝算がありました。というのも、当時はちょうど2005年の「愛・地球博」に合わせて東海環状自動車道が建設中で、車で約5分のところに美濃加茂ICができることが分かっていたからです。ここを利用すれば名古屋からも、飛騨高山からも、長野からも当院にアクセスできると読んだのです。

地方は特に車社会ですから、ICや幹線道路が近い立地の方が有利ですし、遠方からの集患も十分に見込めます。

さらに東海環状道は中部国際空港（通称セントレア）ともつながっていますので、全国どこにいても空路を使ってアクセス可能です。かといって公共交通機関の利便性が劣るわけでもなく、鉄道の最寄り駅となるＪＲ高山線の美濃太田駅からも車で5分程度です。現在は市のコミュニティバスの他、当院からも無料のバス送迎サービスをしています。

それでも私自身、正直、果たして本当に事前の読み通りになるのかは不安でした。

しかし、開院から2年経った現在、患者数が順調に伸びていることや、新病院の建設を不動産業が見越してか、開院前から急速に周辺の宅地開発が進み、新興住宅地が増えてきたので、「当たった」と胸をなでおろしています。開院後は加速度的に商業施設や宿泊施設が増え、人や車の流れが盛んになり、予想以上の効果を目の当たりにしています。病院づくりは街づくりの大きな柱だと自負しています。

もう一つ、私はこの一見不便な場所を選んだ背景に、確固とした思いがありました。それは医療機関の場合、質の良い医療を提供しさえすれば立地は集患に影響しないということです。

デパート等の商業施設の場合は、人口の多いところにつくる方が集客に有利というのがセオリーです。また、医療機関でも単一診療科のクリニックは、人の行き来が盛んな立地が良いのかもしれません。

でも、診療が難しい疾患を診る総合病院の場合、そこが良い医療をやっていれば場所が都会だろうが地方だろうが、遠方からでも患者は集まってくると考えたのです。

業種は全く違いますが、ペンションは不便な立地で人口が少ないところでもはやることは多々あります。飲食店も、街はずれにあってもわざわざ車で乗りつけて行列ができるなんてところもあります。それは、美味しさだったり楽しさだったり、そこへ行かなければ得られないメリットがあるからだと思うのです。

その「ここならでは」が肝心で、内容さえ良ければ「どこにあるか」は行き先を決める条件としての優先順位は低くなります。それと同じで病院も、「この病院ならでは」の医療の質の高さを患者に分かってもらえれば、どこにあるかはさしたる問題にはならないという考えです。

コロナが猛威を振るっていた頃、実は県内の国公立病院の中には発熱患者の受け入れを渋るところもありました。しかし当院は率先して救急搬送の受け入れを続け、県北部からも大勢の患者が運ばれてきました。当時は筆舌に尽くし難いほど大変で、重労働と極度の緊張から看護師等は泣きながらケアにあたっていたものです。しかしそれでも困っている患者を門前払いする等という判断は医療者としても病院経営者としても、あり得ないことだと思い、スタッフを説得しながら受け入れ続けました。

人の流れというのは、こうした事例の積み重ねでつくられると思うのです。実際、コロナ禍が落ち着いてきた今、患者数も救急搬送数も順調に伸びており「いざという時にはここへ」との思いを、地域の人々に持ってもらえたのではないかと、手応えを感じています。

がん治療のメッカを目指して

がんは、日本では今や2人に1人がかかると言われるほど発症率が高いにもかかわらず、早期発見以外では治りにくいとされています。しかも医療機関の腕に予後が左右されやすいのががんの難しさです。進行性で命に関わることから患者の医療機関を選ぶ目は非常に厳しいものになっていると感じています。

裏を返せば、がん診療の実績がある医療機関は、世間に名前を知ってもらえて、良い病院と認めてもらいやすいとも言えます。

私は30代で、結果的に誤診だったとはいえ、がんで余命4カ月と宣告されてつらい思いをしました。患者に私のような思いは絶対にさせたくありませんから、がんに対しては特に正確な診断、しっかりした治療のできる病院をつくろうとの考えがずっとありました。

また、岐阜県には今でこそ、岐阜大学医学部附属病院にがんセンターがありますが、2000年代の初めまで県内にがんセンターがありませんでした。患者は多くの場合、愛知県がんセンターへ行かざるを得なかったという背景もあり、国公立のがんセンターと同等の役割を担う拠点病院を目指すことは当然の責務と思っていました。

こうした背景から私は、中部国際医療センターを「がん治療のメッカ」にすべく、全国から、また求めがあれば海外からの患者も受け入れるだけの質と体制を整えています。がん治療の低侵襲化や、各種画像診断機器による診断の高精度化を図ってきました。

それに加えて今、特に力を入れているのが、陽子線がん治療と、がんゲノム医療です。

2024年稼働を開始した陽子線がん治療センターは、当院にとってまさに「がん治療のメッカ」を象徴する、最新鋭の設備を誇る施設です。

最も大きな特徴は、世界最新のアメリカ・バリアン社製の陽子線治療装置「ProBeam360°」を導入していることです。プロビームは細い陽子ビームで病巣の形状に合わせ照射する最新技術「スポットスキャニング法」により、従来の治療に比べ正常組織へのダメージがさらに低減され、複雑な形状の腫瘍にも正確かつ高線量の照射が可能であることが大きな特長です。加えて360度回転ガントリー搭載で、患者の姿勢を変えることなく多方向からの治療を可能にしています。また、装置システム内にCTが組み込まれており、病巣の位置を都度確認しながら照射できることや、加速器も日本初の「超電導サイクロトン」で照射時間の短縮を実現しており、効果的かつ患者への負担が少ない治療ができます。

陽子線治療装置は既に日本では19カ所に入っていますが、現時点での最新、最上位モデルであるこの機種は、当院が日本で最初の導入で、世界にたった2カ所だけになります。もう1カ所はアメリカのペンシルベニア州立大学です。

岐阜県に陽子線治療施設をつくる構想は、実は30年も前からありました。当時の知事が前立腺がんを患い、他県の施設で重粒子線治療を受けたところ完治したという自らの経験から、こうした先進的な治療の導入に非常に積極的だったのです。

そこで県立の施設をとの構想があったのですが、費用の問題が重くのしかかります。ざっと見積もって280億円。県の予算からはどうしても捻出ができず、その構想は頓挫してしまいました。

しばらくして知事が代わり、県民からの要望もあって再びその計画が議会の俎上《そじょう》に載せられたものの、やはり資金難に阻まれます。

そこで、白羽の矢が立ったのが時期を同じくして建設計画が進んでいた当院です。もっとも、私自身が申し出たというのが正確な表現です。もともと、がん治療には以前から大変力を入れていたこともあり定評も得ていましたし、現時点でのがんにおける最先端治療と言える陽子線の施設を持つことは、自分がやりたいハイレベルながん治療を叶えるうえで必須とすら思っていました。また、陽子線治療施設は広大な敷地が必要ですが、その条件もクリアしていました。

とはいえ、超高額な金額はもちろん私にとって到底、ポンと出せるものではありません。たまたま大きな病院をつくるから、広い敷地があるからつくりましょうと簡単に言えるものではありません。しかも、設置の有無はそもそも県で議論されていたにもかかわらず、補助金等も全く出ません。

建設にあたり、「こんな地方にそんな施設をつくって、採算が取れるわけがない」との外野の声も少なくなかったのは事実です。確かに陽子線治療は現在のところ、保険適用が認められているがん種は肝細胞がん、肺がん、前立腺がん等まだ一部で、食道がん、腎臓がん等のがん種について先進医療による効果と安全性の検証が進められているものの、保険収載はいまだ不透明な状況ではあります。

それでもこの一大プロジェクトを形にしようと決意を固めたのは、やはりこの地域の陽子線治療を望む多くの人々の思いをひしひしと感じていたからです。それを採算ありきでたくさんの人に良い治療を受けて頂く可能性を狭めてしまうことになっては、医療に携わる集団のトップに立つ者として恥ずかしいと考えました。

官であろうが民であろうが、医療人として最高のがん治療を提供したいし、それを望んでいる人がたくさんいる、そんな状況でどうして手を挙げずにいられようか、との強い思いが私を突き動かしたのです。私はこれまで幾度となく経営的な判断をしてきましたが、この時がいちばん痺れたと言いましょうか、一肌も二肌も脱いでやろうじゃないかと、まさに清水の舞台から飛び降りるかのような心境だったことを思い出します。

世界を視野に入れた陽子線治療施設

陽子線治療施設は国内で数えるほどとはいえ、つくばや鹿児島をはじめ既に19施設あります。ですから新設するのなら周囲に「これは国内で随一」と言えるような高性能の機器を入れたいという気持ちがありました。そこで導入したのがアメリカのバリアン社製です。選んだ理由は高性能であることの他にもう一つあります。それは、アメリカ製という世界に通用する高いブランド力です。

医療機器はもちろん、日本製にも良いものは数多くあり、当院で採用しているものもあります。しかし世界を視野に入れた際のイメージの良さ、ネームバリューで言えばアメリカ製への信頼度が上回る、というのが私の考えです。

医療者の中に異論があるであろうことは承知しています。ただ、一般の人にとってはとりわけ、陽子線治療機器のような大がかりなものは、歴史の長さやシェア率から言っても私はアメリカ製に軍配が上がるとの感触を長年の経験から得ています。

将来的に、海外、特にアメリカからがん治療を受けに来るような場合にも、当院を選んでもらいやすいという目論見があります。陽子線治療は国内で保険適用外の場合300万～500万円ほどかかり、高価だと言われますが、アメリカでは2000万円もかかると聞いています。我が国の医療法では、外国籍であっても治療費は同一と定められているので、渡航費や滞在費を仮に200万円としても、概算で300万+200万=500万円程度で受けられます。

患者がアメリカ人であれば、自国の4分の1で済むというわけですし、何よりアメリカ人からすれば、自国の病院にあるのと同じアメリカ製の機器で治療が受けられるというのは大きな安心材料です。また治療はアメリカで修練を積んだ医師が担当しますから、クオリティの不安も払拭できます。英語堪能なスタッフが対応し、言葉の壁もありません。

一方、海外からの患者が多ければ国内に対してもイメージアップになると考えました。わざわざ海を越えて治療を受けに来るのなら、よほど良い病院なのだろうという、一種の宣伝効果が期待できるというわけです。

こうした予測をもとに、既に私たちは海外向けのＰＲに力を入れています。今のところ、国際情勢もにらみながら、まずは近隣の中国や台湾、またハワイ等の環太平洋エリアの国や地域を中心に、広報活動を行っています。

例えば台湾は治療費だけを比べれば日本とあまり差はないものの、より質の良い医療を日本で受けたいという潜在的なニーズはあると見込んでいます。またハワイには陽子線治療施設がなく、国内で受ける場合はサンフランシスコのＵＣＳＦ（カリフォルニア大学サンフランシスコ校）が最も近いのですが、それなら中部国際医療センターの方がより利便性が高く治療費も安いので、双方前向きに交渉を進めているところです。

この構想が軌道に乗るかどうかは今後の努力次第ですが、少なくともこの治療を必要とする人には最高峰の医療を提供したい、そしてその門戸は世界に開かれるべきだというのが私の揺るぎない思いです。「ProBeam360°」は現時点で最高峰の素晴らしい機器ですが、医療技術は日々進歩し続けています。陽子線がん治療センターには今後、次世代がん治療の呼び声が高いＢＮＣＴ（Boron Neutron Capture Therapy：ホウ素中性子捕捉療法）の導入も視野に入れており、最先端医療の追究は今後もたゆまず続けていきます。

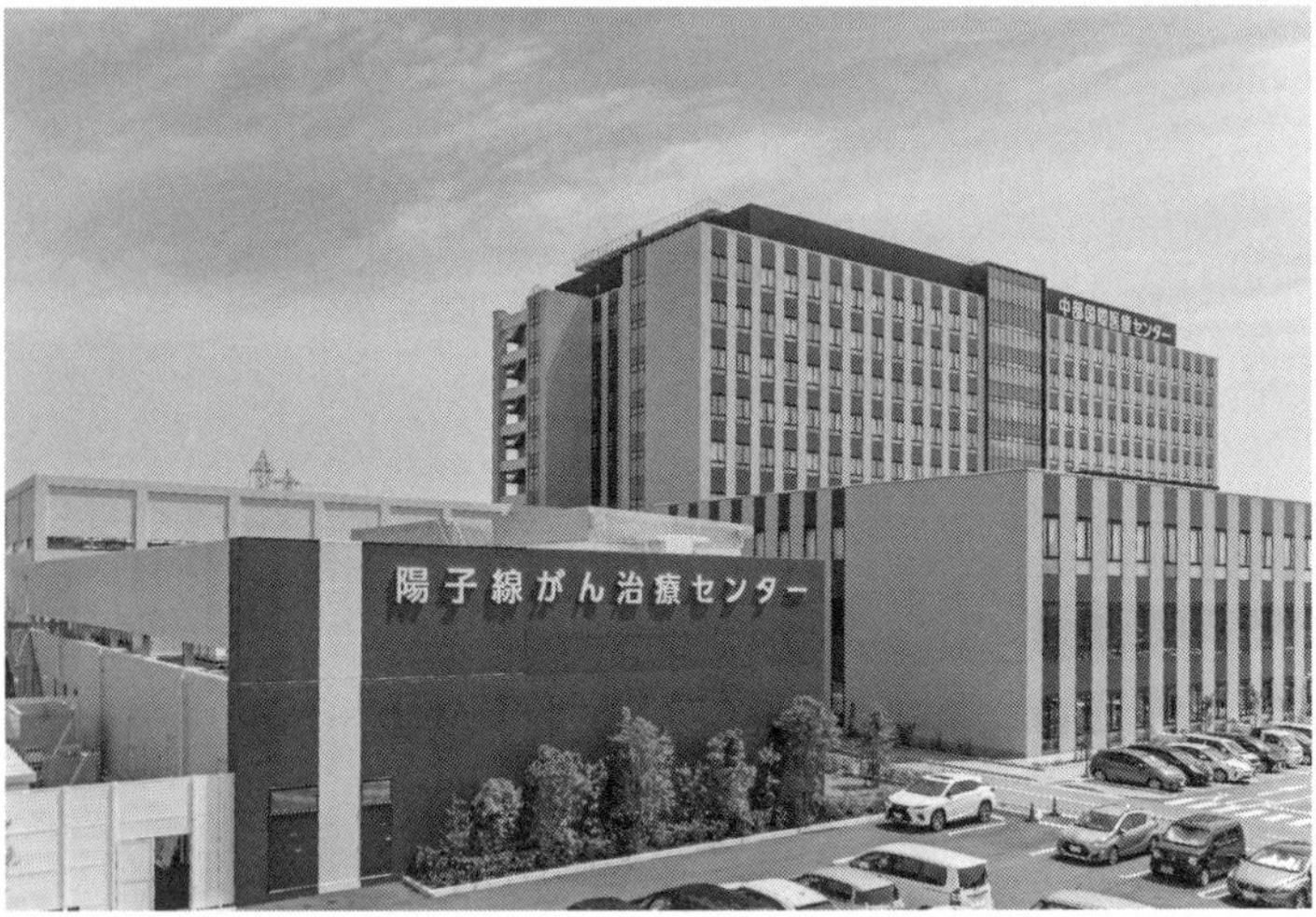

陽子線がん治療センター

がん治療のカギを握るゲノム研究

さらに私はゲノム研究にも着目しています。2000年代にヒトゲノムが全て解読されたことで、遺伝子ターゲットにしたがん治療、いわゆるがんゲノム医療の研究が本格化しています。特に当時のアメリカのオバマ大統領による2015年のPrecision Medicine Initiative、および2016年のがん撲滅施策（Cancer Moonshot Initiative）以降、国内外で加速度的に研究が進んできました。

がん医療に並々ならぬ情熱を傾けていた私も、もちろんこうした世界の動向を大いなる関心を持って注視していましたが、実際に自ら関わりを持ったのは、国内ではなく海外の研究所との交流が最初でした。

私がライオンズクラブの国際会長を務めていた2015年、オーストラリアのシドニーにあるガーバン医学研究所から本部に資金援助の嘆願が入りました。目的は小児がんのゲノム研究で、100症例の遺伝子解析に約5億円（約400万米ドル 為替レート当時1ドル120円）の援助が欲しいとの趣旨でした。

この数字はライオンズクラブのこれまでに集めてきた寄付額のスケールをはるかに超えるもので、ほとんどの国際理事は難色を示しましたが、医療者としてこの活動にはぜひ援助すべきだとのスタンスでいた私は、理事会の採決の場でこう説きました。

「我々が支援している途上国へのはしかワクチンも、今でこそワンショット1ドルだが、研究開発には莫大な費用がかかっている。そのおかげで大量生産が可能になり低コストが実現したので、多くの子どもたちが助かっている。たった100症例のために4億円もつぎ込むのは割に合わないと思っているかもしれないが、この100症例の研究が上手くいけば、治療薬の開発が進みコストも下がってこの先何千万人もの子どもたちががんから救われる未来が待っている。ライオンズの矜持はフロンティアスピリッツなのだから率先して援助すべきだ」

私の発言が理事たちを動かし、満額ではなかったものの研究続行には十分な額の援助が決まりました。しかも、ライオンズからの支援をきっかけに、他の基金や国からも次々に援助の手が差し伸べられることとなり、私が同研究所を訪れた際には、大歓迎されました。

こうして2017年に「The Zero Childhood Cancer National Clinical Trial」（全ゲノムシークエンスを行うことにより難治性小児がんに対する分子標的薬を見つけることを目的とした研究）がスタートしました。2021年時点で400人に及ぶ患者が参加しています。

このように私はライオンズクラブでの活動を通して、海外での熱心な取り組みやゲノム研究への積極的なムードを肌で感じていたわけですが、ふと、日本はどうなのかと国内に目を向けた時に、世界の先進国に比べるとあまり目立った動きがないことに気づきました。

これは私の推論ですが、今でこそゲノムはがん研究におけるメインストリームと言っても過言ではありませんが、全ゲノムが解読されたばかりの時点では、その後どの程度発展性があるのかが未知数な部分もありました。それは海外に比べ保守的な日本の研究者の中に、率先してやりたがる人が多くなかったからではないでしょうか。

「それなら、うちでやってみようじゃないか」と私は決心し、研究機関として2017年に「がんゲノム診断・診療センター」を当時の木沢記念病院内に開設したのです。目的は、がん患者の組織や血液から解析した遺伝子情報から奏効率の高い治療薬を選択する検査の開発を行うためです。今で言うがん遺伝子パネル検査です。

がんゲノム医療外来の開設

私は臨床も開始すべく「がんゲノム医療外来」も開設しました。慶應義塾大学病院で開発した検査を無償で患者に提供し、治療標的となる遺伝子変異と推奨薬剤を見つけ、治療と研究の両方に役立てようとしました。

これについても周囲からはいろいろ言われました。その大半は、「損するだけだからやめておけ」というネガティブな声です。「何も今、自分のところでやらなくても4、5年待てば、外注で検査できるようになるから、それまで待てばいいじゃないか」というわけです。

確かに患者一人あたり64万円もかかる検査を、全額病院負担で行っていたので持ち出しは増えるばかりです。しかし私はその4、5年が待てなかったのです。これまで、耐性ができては抗がん剤の種類を変え、副作用で憔悴《しょうすい》しきって「もう薬はやめてください」と諦めてしまったがん患者を何人も見てきました。ゲノム検査で最初から最も奏効率の高い薬物療法が選択できるようになれば、患者はこんな回り道をして余計な副作用で苦しまずに済みます。

世界でこれだけ気運が高まっているのに今やらなくてどうする、この研究が上手くいけばがんで苦しむ人を今よりもたくさん救うことができる、との思いが自分を駆り立てたのです。

とはいえこちらは民間の総合病院ですから、研究部門のある大学病院との連携が必要です。たまたま北海道大学の教授と縁があり、その方がほどなく慶應義塾大学病院へ移ったことから同病院とのパイプができたのは幸いでした。

もちろん岐阜県では初の施設です。これを見て県が慌てたのか、ほどなく岐阜大学にもゲノム研究部門がつくられました。

2018年には厚生労働省よりがんゲノム医療連携病院の指定を受けたのですが、あとから研究部門がつくられた岐阜大学が、その上位にあたるがんゲノム医療拠点病院の指定を受けたことは今でも釈然としません。がん遺伝子パネル検査が条件付きで保険収載されたのは2019年ですが、そうした国の施策に先駆けていち早く臨床応用に着手したのは当院なのです。やはり官尊民卑、お上の目線を感じました。

ともあれ中部国際医療センターでは引き続き、病院内に独自の研究施設「中部がんゲノム医療研究センター」を設け、臨床においても慶應大学病院との連携によるがんゲノム医療の診療体制を確立しました。国立がん研究センター東病院で定期的に研修を受けた医師が担当しており、既に多くの患者が、自己の遺伝子検査の結果に基づくテーラーメイドのがん治療を受けています。

ところで先のガーバン医学研究所は、小児がんハイリスク患者の67％に推奨薬剤が見つかる等数々の成果を論文発表し、今や世界を牽引《けんいん》する小児がんゲノム研究の権威になっています。ライオンズクラブ国際会長時代、この研究所との出合いがフロントランナー的な取り組みにつながり、こうしてがん治療の先端的な治療を担う病院づくりにつながったわけですから、視野は広く、世界に向けていることの大切さを改めて感じています。

「地方は不利」の時代は終わった

陽子線治療にしろ、がんゲノム医療にしろ、ハイレベルな医療機器による治療にしろ、最先端の医療はとかく〝自分たちには受けられない縁遠いもの〟とのイメージが地方に住む人にはつきまといがちです。

私は何より、まずそれを打破したかったのです。つまり病院選びの際に、場所ありきにならないようにし、良い医療を受けたい人が、地方在住だからという理由で諦めざるを得ない状況をなくしたかったのです。

地方医療を元気にするには、都会だから地方だからという区分けを患者が気にしなくていいように、命は平等であり決して住んでいる場所で差別されるものではないようにしたい。

特に顕著な高齢化が進む地域において、安心して年を重ねていくのに必要なのは、何をおいても医療なのです。世界的に見ても最先端な設備を導入し、それを使いこなせる医師が身近にいること、これこそが本当の意味で地方を元気にしますし、医療格差の解消につながると思っています。

地域医療は地域貢献から

地域医療は、地域の信頼を得てこそ成り立ち発展するものだというのが私の考えです。「来てくれれば、診てあげますよ」等というスタンスでは、地域住民から選ばれる医療機関にはなれません。

そのためにはスタッフ一人ひとりが「地域あっての病院である」との認識で、社会貢献の姿勢を明確にしていくこと、つまり、こちらから地域に出て行き、進んで奉仕活動をしていくことが重要だと考えています。病院周辺を掃除したり、緑化に努めたり、個人レベルでもできることはたくさんあります。

また、病院としても地域に施設を開放しイベントに役立ててもらったり、健康関係の催しを開いたり等で、地域住民に親しみを持っていただけるよう努めています。これも社会貢献の一環です。

病院のある美濃加茂市には森林保全を目的とした「美濃加茂市里山開発プロジェクト」があり、私たちも参加しています。このプロジェクトには、企業が土地を借り上げて保護するという事業があり、当院ではその土地をキャンプ場として職員やその家族に開放しています。福利厚生にもなり、環境保全の役にも立てるので一挙両得です。

また、当院は2015年9月に国連サミットで採択された持続可能な開発目標（SDGs）にも協力しています。2021年5月には美濃加茂市ならびに医療機器メーカーと「ヘルステック・里山を活用した、世界に誇る持続可能な健康まちづくり連携協定」を締結し、予防等を通じて健康寿命を延ばし、市民が健康に暮らすことのできる「メディカルシティ構想」の実現に取り組んでいます。

変わったところでは、2023年11月まで約半年にわたり、岐阜大学との連携で、ヤギを敷地内に放し除草する取り組みを行いました。

敷地には一部急斜面があり、除草作業が難しく費用もかかる等の課題もあったのですが、ここの草をヤギに食べてもらうことで、人による除草よりもコスト削減が期待できます。また病室からヤギが見られると患者やスタッフに好評で、癒やし効果にもなりました。今注目を集めている社会的処方の好例です。

一方、大学側はヤギの食性に関する研究や、人へのストレス軽減効果等の研究に役立てることができ、またヤギの世話は加茂農林高校の生徒や地元の農業生産法人が請けてくれたことで、地域一体での取り組みとなりました。

地域医療から広域医療へ

インターネットの普及により、人々は賢く情報収集できるようになりました。大昔のように、自分の住んでいる町の医院しか頼るところがないという時代ではありません。

高性能の機器で良い治療を受けられるとなれば、3時間かけてでも車で来てくれます。そこには市や県の境など関係ありません。例えばアミューズメントパークなら、そこにしかない魅力的な見どころやイベントがあれば何時間かけてでも行くものです。まして病院は自身の健康や命がかかっているのですから、治療のクオリティにこだわるのは当然です。

自分の中では地域医療という言葉はもはや死語とすら思っています。国は地域医療構想のもと、自治体単位で完結させる仕組みづくりを進めています。しかし、これだけ情報網も交通網も整備されている日本において、フリーアクセスの制限、つまり医療圏を細かく区分して患者の受診先の選択権を狭めるような方向性が強化されていくのだとしたら、それは時代に逆行しており、私は現実的でないと思います。

私は今まで、近隣も含め行政に対し常にオープンな姿勢でその時その時できることをやってきました。美濃加茂市〝だけ〟とか、中濃地域〝だけ〟と自分で枠を設けたことはありません。

良い医療は地域を選ばない、中部地方のように広域であればあるほど良いというのが私の考えです。

行政との連携で広域医療に貢献

美濃加茂市では医療・福祉・保健をつないで地域住民の健康をサポートする「メディカルシティ構想」を推進しています。実はその着想も、当院の建設計画段階から行政との連携の話が進む中で生まれました。

というのも同市では人口増に伴い、住民健診や予防接種等の行政としての保健サービスを担う施設が手狭になり、移転や増築を検討していたのです。それと同じタイミングで病院の建設計画があったので、それならこの病院の敷地内に併設してもよいと私から申し出ました。

私は、これからは病院も予防啓発を担うべきだと以前から唱え、クラブMの運営も行っていましたし、同じ敷地内に行政機関があれば、協働して新しい取り組みができるチャンスも広がると考えたのです。本来、医療と健康づくりは表裏一体のはずですが、後者を担う行政機関はなぜか、病院から離れた場所にあることが多く、隣接していれば患者や市民にとって便利ですし、サービス内容の質も向上するのにと歯がゆい思いをしていました。それが今回、自院で実現できるのですからまたとない好機です。

行政と当院の思いが一致し、とんとん拍子で複合施設を建てる構想がまとまりました。そして病院と共にオープンしたのが3階建ての別棟「みのかも健康プラザ」です。

この一角に、市の保健センターと当院が運営するクラブMが入ることで、プラザ内に保健師や健康運動指導士が常駐し、病院との連携もスムーズになりました。病院に行くほどではないけれど、ちょっと心配なことがある人は保健師のいる保健センターで相談し、何かあれば隣にある病院を受診できます。また、生活習慣病で病院を受診した人にすぐに薬を処方するのではなく、クラブMを紹介し、運動を続けてもらったのちに再度病院で経過を見るといった連携も可能です。行政と病院、そして健康増進施設であるクラブMがタッグを組み、市民の健康管理をサポートする体制が整ったというわけです。

みのかも健康プラザ内には、コンビニエンスストアやカフェ、書店等のテナントも入っており、市民の憩いの場にもなっています。病院は病気になった人が行くものという暗くてハードルの高いイメージを払拭し、市民が気軽に利用する中で病院を身近に感じてもらったり、健康づくりへの関心を高めてもらえたりすれば、「健康のまち一丁目1番地」と住所につけた甲斐もあるというものです。

救急も行政との連携に積極的に取り組んでいます。敷地内にワークステーションを設け地域の救命活動の拠点にしていますが、出動のない時には当院のERチームに救命活動のレクチャーを受けたり、一般市民を対象とした救命講座を共同で開催したりしています。これも市民の健康リテラシーを向上する一つの取り組みであり、参加者からは好評を得ています。

私たちの社会医療法人厚生会は全国自治体病院第一号となる公的病院(多治見市民病院)の指定管理者になる等、半官半民のポジションで行政とのつながりもあり、市との信頼関係もできていました。市にとってもありがたいでしょうし、病院にとっても市との連携で予防や保健に関する患者や住民への啓発活動等、医療だけではない活動を広げる可能性があるので互いにメリットがあったのです。

また、中濃医療圏の災害指定病院の指定も受けており、2023年には美濃加茂市と災害時施設使用協定も締結する等、さらに地域への貢献の幅を広げつつあります。可茂地域で救命救急センターと同等の役割を担うと共に、災害救助法の適用を受ける大規模災害が発生した際、当院が救助活動や物資搬出拠点として敷地の一角を提供します。そもそも中濃地域には県立病院がなく、それどころか美濃加茂市や隣の可児市は市民病院すらありません。近隣の自治体で言えば、郡上市や下呂市には市民病院があるものの100床ほどの規模で、平常時ならともかくもしもの時には決して盤石な体制とは言えないため、当院がバックアップすることでより盤石な医療や救護体制がつくられることになります。

また、ここは名古屋中心部から直線距離で30㎞程度であり、愛知県からの避難や救急も地理的には決して不可能ではありません。

私は官民にこだわらず、「地域に開かれた病院」にしたいのです。社会医療法人というのは元来、利益を追わず公益に資する存在と思っていますし、そのつもりで多治見市民病院の運営も行っています。

行政だから行政の中で完結しなければならない等とは考えていません。地域のためになることなら一肌脱ぐという姿勢をいつも外に向けて表明していますので、いろいろなお話が入ってきます。その分、中の職員は役割や責任が増えることにはなるのですが、大きな地域貢献をしている誇りがあるので、不平の声など上がりません。

私も含め、美濃加茂市に、あるいは中濃地域に働かせてもらい育ててもらっている意識が職員全員にありますから、自分たちにできることがあることはむしろ、喜びなのです。

第5章

医療人よ、率先垂範たれ

地域だけでなく日本全国、そして世界の医療を先導する病院をつくる

国際人としての自覚を

私には「医療人」「福祉人」に加え「国際人」としての顔があります。私にとって、第三のライフワークとも言えるこの活動を語るのに、2015年に国際会長を務めたライオンズクラブ国際協会を忘れるわけにはいきません。

もともと、若い頃から海外旅行が好きで、医療分野に限らず歴史、芸術、食等幅広く見聞を広めてきました。旅をすれば必ず人との交流が生まれます。その中で深まっていた親善は次第に規模の大きい国際交流へと発展していきました。

ライオンズクラブとの関わりは、会員であった父が亡くなり承継する習わしがあったことや同じく会員であった叔父の勧めもあり1985年に入会したのが始まりでしたが、当時はそうした団体に帰属することに窮屈さを感じており、気が進みませんでした。しかしそれでも活動を続けたのには、あることでライオンズクラブには恩があったからです。

実は私の叔父は、地区ガバナー（国際協会がクラブを管理するために定めている地区の最高運営責任者）時代に献血、献眼、献腎の三献運動に力を入れていました。それを引き継いだ私が、脳神経外科医の立場を活かした社会奉仕活動として選んだのが、脳死患者からの腎臓提供のコーディネートでした。

脳の損傷が大きく、手を尽くしても救命できず脳死と判定せざるを得ない患者の家族に、亡くなっても体の一部は移植によって生き続けることができるとお話し、承諾を得て腎臓を摘出、レシピエントに提供するという内容です。もちろん引き継いだ当時は脳死状態の時に家族と話し合い、心臓死が訪れてからの移植でした。脳神経外科医だからこそ、他科の医師よりも能動的に、腎臓を必要とする患者や医療機関との橋渡しができると、私はこの活動にやりがいを持って取り組みました。ドナーとなった脳死患者の家族からも、腎臓だけでも他の人の体で生き続けていることを喜んでもらえました。

やがて木沢記念病院は全国で一、二番目の腎臓移植提供病院となり、知名度が上がると共に、思わぬ波及効果がもたらされました。腎臓の主な提供先であった岐阜大学医学部から、木沢記念病院に「常勤医を出させてほしい」と派遣の申し出をもらったのです。普通は逆で、民間病院から大学病院へ医師の派遣をお願いするもので、それでも医師不足を理由になかなか来てもらえないのが実情です。つまりそれだけ、より迅速な腎臓移植が望まれていたわけで、私のライオンズクラブの精神に基づくこの奉仕活動が、時宜を得たものであった表れと言えるでしょう。

とはいえ一脳神経外科医の立場だけでは、ここまでの活動はできなかったと思います。ライオンズクラブの一員としてアクティビティに参加し、周囲への発言力を持っていなければ、またクラブの会員の理解と協力が得られなければ、地域や大学病院を巻き込むこともできなかったかもしれませんし、病院の知名度も上がらなかったでしょう。だからライオンズクラブには恩があるのです。

それまではとても熱心な会員とは言えなかった私でしたが、この活動を通して、そもそも社会奉仕は医療や福祉にも通じる、との気づきを得たのが転機となりました。以降はアクティブな会員に転じ1996年にライオンズクラブの地区ガバナーに選出され、2005~2007年には国際理事を務めるまでになりました。そして2015年に日本人としては2人目の国際会長に選出されました。四十余年にわたり、医師との二足のわらじで世界的規模の奉仕活動をライフワークとしてきたのです。

今は当時よりもテクノロジーが進化し、物理的にも心理的にも海外が身近になり、ボーダーレスになってきています。医療者にとっても、国内のみが自分のフィールドであり続ける確約はなく、いつインターナショナルな交流が生まれ活動の主体が海外に移るか分からない時代になっています。だからこそ、これからの医療者は海外の知見や技術にもアンテナを張り、医療の国際的な潮流を見ていなければ成長できません。自らを「国際人」であると自覚することも、これからの医療界で生き残っていくためには大切だと考えます。

命の重さは平等

さて、国際人であるからには、自分のものとは異なる文化を理解し尊重しなければなりません。「人類に尽くすのは我々の義務ではなく、責任である」と、国際会長時代の私は常に発信してきました。

その一方で、様々な国際交流を通し多くの国を訪れるたびに、日本人である自覚や責任感を新たにしたのも事実です。グローバリズムが進展する昨今、常々感じるのは、こと日本人は自国を卑下する傾向にあることです。諸外国に比べると愛国心が薄いように思うのです。


愛国心などと言うと何か右翼的だと批判する声もあるのですが、何も愛国心は時の権力者や政治体制に対して抱くものではありません。自国の風土や伝統、また故郷や家族、仲間を思い守るという人として当たり前の心があれば、その延長線にあるのが愛国心であると考えます。裏を返せば、この国を愛しより良い国にしていこうという熱量が低いと、その国に所属する国民一人ひとりの命を大事にしようというマインドもつくられにくくなっていくように思うのです。

幸いにも日本は戦後、驚異的な経済成長を遂げ、今は低迷が言われているものの国民は食べるものにまず困らない生活が送れています。日常的に生きるか死ぬかの瀬戸際に置かれるような紛争地域でもありません。死が身近でないだけに、生きる、生かすことについても真剣に向き合う姿勢に欠けるような気がしてならないのです。平和の中にドップリ浸かって、平和ぼけの状態になっているのです。

しかし、これからの日本は決して楽観的ではいられないでしょう。これから国防費がどんどん上がっていけば、その埋め合わせに減らされるのが医療費です。つまり、世界情勢が不安定になればなるほど医療費は削減され、命が軽んじられるのです。これでは戦争で命が軽んじられるのと何が違うのか、と言いたくもなります。

生命の尊厳は、何よりも優先されるべきです。しかし日本における医療政策からは、それが見えてこない、というのが正直な感想です。予算の削減ありきで小手先の制度改定ばかりが先行し、国民の命を守るという医療の本質が軽視されているような気がするのです。

これは世界的にも似た状況で、例えば医療の国際会議や学会でも、本来は発展途上国への医療支援のあり方を、先進国の医師がもっと考え手を差し伸べるべきだと私は考えます。しかし現実には、「地球規模で考えよう」等と一見スケールの大きいスローガンを掲げても、実質その〝地球規模〟の対象は先進国が中心で、発展途上国に対してはせいぜい経済的な援助くらいしか議論の俎上に載ってきません。

確かに経済支援も大事です。しかし、最優先すべきであるのは命を守ることのはずです。

それが忘れられて、先進国は見て見ぬふりをしているような気がしてならないのです。お金を出すことよりも、命を守る行動を起こせる医師、声を上げられる医師が一人でも増えることを願ってやみません。

医師は社会奉仕

私はライオンズクラブ国際協会との長い関わりの他にも、多くの国と交流を持ち、また奉仕活動も行ってきました。

岐阜県と関係の深い一例として「リスト音楽院」への留学支援があります。

もともと私はハンガリーという国に魅せられた一人でした。脳神経外科の最新式手術の見学目的で同国を訪れた際、素朴で美しい風景、重厚な歴史的建造物等に感動し、また食事もワインも美味しく、すっかり虜《とりこ》となってしまったのです。そして同じように岐阜県内でハンガリーを愛する有志が１９９４年、岐阜県ハンガリー友好協会を設立した際、私に会長就任の話をくださり、喜んでお受けしたという経緯があります。

その同じ年、県内にサラマンカホールという立派なコンサートホールが開館しました。それを受け当時の知事から、岐阜県で音楽文化を育てていきたいのだがどうしたらいいだろうかと相談されました。そこで思いついたのが、ハンガリーが世界に誇る音楽教育の権威である、リスト音楽院とのコネクションをつくることです。

リスト音楽院は音楽の高みを目指す日本の多くの若者にとっての憧れです。しかし、渡航費用が捻出できず受験を断念せざるを得ない人も少なくありませんでした。そんな実情を知った私は、逆転の発想で、同院の教授を岐阜に招き、岐阜で受験ができるようにしたらよいのではないかと考えたのです。

そうすれば県の音楽文化の成熟に一役買うことができますし、岐阜県ハンガリー友好協会としても文化的な国際交流を通し、絆を強めることができますから、一挙両得です。

こうして誕生した「ぎふ・リスト音楽院マスターコース」は、コロナ禍で一時中断したものの、ピアノ、バイオリン、チェロの三部門で毎年多くの日本人を送り出し、30年の間に現在まで114人もの同院卒の日本人演奏家が世界を舞台に活躍しています。

「社会に役立つことをしよう」と私が友好協会に働きかけて実現した留学支援は、今や両国の友好を象徴する一大文化事業にまで発展しています。

なぜこのような話をしたかと言うと、医師もまた「社会に奉仕する」哲学を持つ必要があることを言いたいからです。

医師は医療だけすればよいのではなく、医師は万人に対して良いことを何でもできるようにならないといけないというのが私の主義です。中部国際医療センターの医師にも日頃からそう話しています。

そういう気持ちを持てば自ずと視野も広がるし、人を見る目も育つし、人の心も読めるようになってきます。

現代の医療では、何か一つ専門性を究めることも重要ですが、専門バカになってはいけません。ハートのある医師になるには幅広い趣味を持ちなさい、そうすれば全人的な成長ができるというのが私のポリシーです。これは医師に限らず、日本の未来を担う全ての医療人、また福祉人に求められる資質です。

昨今は医療現場も分業意識が強く、問題が起こっても「それは自分の仕事ではない」と言ってポンと投げてしまう、そんな傾向も残念ながら見られます。そういう時に、立場や役割に関係なく手を挙げることができる人こそ、人間形成ができており、医師としての資質が高いと私は評価します。

ところでハンガリーが第二次世界大戦後、四十余年にもわたり続いた東西対立を終結に導くきっかけとなった地であることは、日本ではあまり知られていません。

かつての東欧諸国の中でもハンガリーは1980年代半ばから先んじて民主化が進み、1989年春には鉄のカーテンと言われていたオーストリアとの国境を、自国民に対して開放しました。すると多くの東ドイツ国民が西ドイツへの亡命を求め、ハンガリーに集まってきたのです。それを受けてハンガリーの民主化勢力が立ち上がり、当時のネーメト首相はじめ政府関係者も非公式ながら協力する形で、東ドイツ国民を西側へ越境させる計画が持ち上がりました。

「汎ヨーロッパ・ピクニック」として知られるこの歴史的行動は1989年8月19日に、オーストリアとの国境地帯に属するショプロンで決行されました。ハンガリー人とオーストリア人の交流という名目で催された〝ピクニック〟には約1000人もの東ドイツ国民が集まり、オーストリア出国への足掛かりを得たのです。

これがきっかけとなり、東ドイツ国民はその後も続々とハンガリーや近隣の東欧諸国へ殺到しました。これを受けてハンガリー政府は、東ドイツ国民に対して国境を開放、また西ドイツも彼らに自国のパスポートを発行したのです。

このことが同年11月の、東西ベルリンの壁崩壊につながったのですから、私は汎ヨーロッパ・ピクニックこそが第二次世界大戦の真の終結だったのではないか、と感銘を受けました。

そして1995年に岐阜県ハンガリー友好協会の会長としてショプロンを訪れた際、歴史の大転換の舞台となったにもかかわらず、ピクニックの現場には冷戦時代の監視塔の廃墟があるくらいで殺風景だったことが気になり、1996年、再度の訪問で岐阜県の桜の苗木を100本平和のシンボルとして贈ったのです。

ところがここは小高い丘で水利が悪く、桜を育てるのにわざわざ給水車で水を運び上げなければならないことをあとで知り、申し訳なく思いました。そこで、ライオンズの地区ガバナーや地元の皆さんの協力も得て、井戸を掘り水源を確保すると共に、歴史的な偉業をたたえるモニュメントをと考え公園をつくったのです。ここは「平和の聖地」として1999年夏に開園し、今でも地域の人々の憩いの場となっています。2006年には岐阜県ハンガリー友好協会の活動に対し、ハンガリー共和国より私に中十字勲章が贈られました。

こうした国際交流活動は医業とは別のものと捉えられがちですが、私自身はそうは思っていません。

「温故知新」という言葉があります。ヒポクラテスの時代から脈々と受け継がれている医の哲学と、その上に成り立ち発展してきた医療の知見や技術は、ともすると数年も経てば「古いもの」「現状に合わないもの」とみなされるきらいがありますが、決してそのようなことはなく、医師の基本として理解し身につけていなければいけないこともたくさんあります。

汎ヨーロッパ・ピクニックも東西冷戦が終結して久しい今、世代も変わり人々の記憶から薄れつつあるのかもしれませんが、あの時どれだけの人がどんな思いで行動に移したか、そのスピリットは忘れられてはならないと思っています。それが人々の心に刻まれていれば、今もなお世界各地で争いの絶えない中、それぞれが「平和のために自分たちは何をしたらいいか」を考え、行動に移せると信じているからです。

医業も同じで、時代が変わっても揺るがない基本姿勢や理念、志はむしろ、過去から学ぶことの方が多いと私は思います。それらは困難に直面した時に必ず救ってくれますし、また新しい発見を導き、挑戦への意欲を駆り立ててもくれます。まさに温故知新であり、新しいものばかりを追い求めがちな医療界こそ、一人ひとりが心に留めておくべきことだと思います。

世界に目を向けよ

今や情報技術や交通網が発達し、世界はどんどん距離感が縮まっています。医療の世界も、国内でそこそこの成績を上げても世界を見れば上には上がいて、切磋琢磨し自分を高めるチャンスは昔よりもずっと得られやすくなっている時代です。

世界に目を向けよと言うと、国際的な学会への出席や、海外の医療機関の視察、あるいは留学が想起されがちですが、決してそれだけではありません。世界の先端的な医療に触れることも良いのですが、それが実際に行われているのは、その国のごく一部の医療機関であるという認識を持つべきです。つまり自分が見ているのはその国で行われている医療のほんの一部であり、その国の実態を理解するには程遠いという事実です。

人の命を救う、目の前の人にベストを尽くし治療するにはどうしたらいいのかは、先端的な医療に触れるだけでは培われないと私はこれまでの経験から断言できます。それは、両極端を見なければ、自分の今の実力、つまり真の医療人としてのレベルの判定ができないということです。

私はライオンズクラブの国際会長時代、地球を80周し225の国と地域を訪れました。中には道路に落ちているものを拾い、飢えをしのぐ子どもたちがたくさんいるような場所もありましたし、医療機関にしてもベッド数が少なく、一台に3人が横になって治療を受けている野戦病院のような光景も目の当たりにしました。その中で、どうしたら命を守れるか、医療者や支援団体等が身を削って奔走している姿も見てきた経験が、今の病院づくりに活きているのです。良いところしか見てこなければ、患者が必要としている医療とは乖離していく一方になるだろうと私は思います。

もし読者の皆さんが海外へ行く機会があるのなら、その国の実態までよく見てきてほしいですし、先進国だけでなく医療資源の乏しい国の実地医療も見たり、経験したりしてほしいと思っています。そこで行われている医の原点とも言える基礎医療を学んでこそ、先端的な知見や技術も実地医療で活きると思うからです。

中部国際医療センターは、医師を対象とした海外留学制度を設けており、現在は先進国のみを留学先としています。しかし、今後は例えば、うち半年はキューバ等の発展途上国の医療を経験するプログラムにしてはどうかと考えたりもしています。

世界の医療事情を自分の目で確かめることは、命と真剣に向き合い患者にベストを尽くす姿勢を養うためにも必ず役立つと信じています。

世界の病める人のために

地域から広域へ、そして広域から世界へ――ボーダーレスな医療を理想としている私にとっては、中部国際医療センターが名前の通り、国際的に通用し高い競争力を持つ医療機関として成長し続けることが何よりの願いです。

将来的に、日本でも海外の医療保険が利用できるようになれば、安価で高度な日本の医療を求めてアジアだけでなく欧米からも集患できると予測されます。それを見越して中部国際医療センターは既に、外国人患者受け入れ拠点病院の認定を受けていますし、7カ国語に対応した診療体制を整えています。

2023年にはこの地域に住む在日ブラジル人4人をナースエイドとして採用しました。ナースエイドは看護補助者または看護助手と訳され、看護師が担う医療行為以外の患者のサポート業務や事務業務を担います。例えばシーツ交換等の病室の環境整備、入浴や食事、排泄の介助、カルテをはじめとする書類の整理や器具、備品のチェックも担います。医療行為はしないとはいえ、患者にとっては最も身近な存在になりますので、安心かつ快適に病院滞在ができるよう細心の注意と気配りが必要とされます。もちろん医療資格はなくとも医療チームの重要な一員であり、そこに日本人と外国人の区別等ありません。当院では外国人であっても、いえ外国人だからこそ、私が目指す医療の国際化になくてはならない戦力と考え、彼らに期待しています。

外国人の患者受け入れは、日本在住の人だけでなく、治療を受けに来日するケース、いわゆる「医療ツーリズム」に対しても体制を整えています。例えば交通の面では、ハワイおよびアメリカ西海岸からの患者は中部国際空港からヘリで当院へというケースも想定し、駐車場内に緊急用のヘリポートとは別のプライベートポートをつくっています。医療ツーリズムは今、日本経済の起爆剤としても期待されており、観光要素も付加したプランを各自治体で検討、設定する動きが加速しているようです。

岐阜県は白川郷や長良川等の自然や、和紙、陶磁器といった匠の技、伝統文化等、先人から受け継がれてきた付加価値の高い魅力的な観光資源に恵まれています。下呂温泉、県境となる木曽川を越えると城下町の犬山等の有名な観光地へ、当院から車や列車で1時間もあれば行くことができます。それらを活かし、治療を受けに来る外国人が快適に過ごせるよう、医療機関と行政あるいは観光業がタイアップしての滞在プランを充実させていく方向性自体は、良いことだと思います。

当院も、長期滞在に適した宿泊施設と複数提携しています。車で約5分のところに外資系のホテルがありますし、やや離れますが国宝の犬山城を望むホテルにも宿泊可能です。その他、温泉併設や古い民家タイプで日本情緒豊かな旅館等、好みに合わせて選べるよう複数の施設とタイアップしています。

ただ、どうも最近、医療ツーリズムを「外貨を落としてもらわんがための仕掛け」として官公庁が盛り上げに躍起になっているような雰囲気が私には鼻についています。肝心の医療面よりも、ツーリズムの充実の方に議論が向かいがちだということです。我々医療者は、そうではなくて自分たちの本領である医療面をより良いものにし、それを海外の人に提供するんだという気持ちを踏み外してはなりません。

そもそも病気の人、自分の命が心配な人にとって、観光することがどれだけ重要かと言えばそこにも疑問があります。例えば結果がその日のうちに分かるようなドックなら、異常なしと分かれば残りの日程で心おきなく旅行を楽しめるかもしれませんが、自分ががんかもしれないと不安を抱きながらでは、そんな気分にはなれないはずです。

あくまで「良い医療を、国境を越えて提供する」ことが医療ツーリズムの肝であることを、行政も医療者もはき違えないでもらいたいものです。

医療ツーリズムが健全な形で軌道に乗れば、国内に対しても、「外国からわざわざ治療を受けにくるあの病院は良い医療をしているに違いない」との宣伝効果があると思うので期待をしています。海外の患者を集めることによって、地域の患者も集まってくるというわけです。

ひいては、従来の官尊民卑を断ち切ることにもつながるというのが私の目論見です。国内ではまだまだ国公立の病院の方が民間病院よりも患者の信頼度が上で、木沢記念病院でも、ここで診断を受けた患者がわざわざ遠方の国公立の大学病院で治療を受けたがるということが幾度となくありました。しかしそこに外国から患者が来れば、彼らのバイアスのかからない評価によって、優れている病院が国内の患者にも分かるようになるでしょう。医療ツーリズムは、「官の方がよい、民はその下」といった意味のない価値観が崩れる良い機会だと思っています。

医療ツーリズムが、国のいわば外貨稼ぎ戦略のように捉えられる向きがあるのは、これが富裕層を主なターゲットにしていることも関係しているのかもしれません。それ自体は決して悪いこととは思っていませんが、一医療者としては「医療を必要としているのは富裕層だけではないのに」と複雑な心境です。

ライオンズクラブでは、後進国の医療支援も重点活動項目の一つに掲げていますが、それで先進国と同じような医療環境が整うわけではありません。設備の援助をすると言っても、たかがしれています。もちろんないよりはある方がよく、支援先からも大変喜ばれますが、もっとできることはあるんじゃないかと私は思っています。

例えば、小児がんで苦しんでいる子どもが発展途上国にいるとして、その子がもし陽子線治療の良い適応となる症例ならば、日本に呼び寄せて治療をしてもいいと私は思います。もちろん渡航費や滞在費は支援金等で賄い、当事者に負担はかけません。

実行に移すには多くの人の理解や協力と経験豊富な医師が必要です。でも不可能ではありません。何より当院には、最新鋭の機器がそろっています。世界規模で役立てられる日が来れば、これほど嬉しいことはありません。

助けを必要とする人がいるなら力になりたいという医療の哲学は、ヒポクラテスの時代から変わっていません。そこに、富裕層ならとか、国内ならといった条件は一言たりともつかないはずです。患者は平等であり、人の命に差はないのです。

未来への布石

中部国際医療センターは、私の半世紀以上にわたる医師人生の集大成であると同時に、未来の日本の医療をより良くしていくためのさらなる挑戦の舞台でもあります。理事長だからと奥の間にどんと座っているつもりは毛頭なく、今でも自ら現場に出向いて医師や看護師等のスタッフの話を聴き、直接対話することもありますし、その中でもっとこうしたら、とかああすればといったアイデアが次から次へと湧いてきますので、良い医療につながると判断したらどんどん周囲に話し、実行に移していきます。

ただ口を出すのではなく、行動をもって模範を示す――率先垂範の精神なくして、人はついてきません。これはマネジメント職に限らず、一人ひとりの医師においても同じです。率先垂範でベストを尽くせば必ず患者はついてきます。また、それを模範として若い医師も育ってくるものです。

ライオンズクラブのゾーン・チェアパーソン時代、当時の地区ガバナーから、何か大きな面白い奉仕活動はないものかと、相談されました。そこで、私はある国際的な一大奉仕活動を多くの協力者のもと実現しました。「緑の奉仕」と名付けたその活動は、中国の万里の長城を風化から守るため、植樹し緑化を進めるというものでした。

何か地球規模で役立つことができないかと考えていた時、ふと宇宙から見た地球が頭に浮かびました。そして人工衛星から見える唯一の人造物は、ニューヨークの摩天楼でもパリのエッフェル塔でもなく、万里の長城であるとの話を思い出したのです。

長年の風雨にさらされ、さらには周辺住民が薪を調達するため伐採が進み、砂漠化していることを知り、植樹を思いついたのです。しかし、中国は緑化への関心が薄く、ライオンズクラブのメンバーも一過性に終わるのではと最初は消極的でした。

そこで、「宇宙から見た万里の長城が傷んでいると、地球も弱ってきたなとエイリアンが攻撃に来るから、地球が健全なことを見せておかねば」と提案したところ、これが奏効しました。やはりストーリー性が感じられるものに人は情を動かされるもので、皆「面白い」と乗ってきたのです。

とはいえ、万里もあるのですから日本のライオンズクラブの一地区が取り組んだくらいでは風化防止にならない、という意見も出ました。しかし私が重んじたのは、自分たちで植樹を全て行うのではなく、1カ所でもいいから真剣に取り組む姿を中国の人に見せることだったのです。そうすることで、彼らが緑化に関心を持ち自発的に動いてくれるようになれば、何しろ人口14億の国ですから、将来にかけて大きな成果が上がると考えたのです。

植樹する木も、伐採をせず世話をする方が得だと思ってもらえるよう、実のなる木がいいと考え板栗《ばんりつ》を選びました。天津甘栗で有名な木です。

植樹作業は地元の人と一緒に進めました。実った栗はもちろん皆さんのものになりますよと伝えたところ、一生懸命世話をしてくれて、さらに植樹の本数も増え、今では立派な森になったのです。

現地の人にとっては、最初は日本から来た一団が何かするらしい、くらいの感覚だったかもしれません。しかしやがてそれが自分事となり、結果的に万里の長城の緑化のために自ら行動してくれるようになったのです。

手前みそですが、率先垂範とはこういうことを言うのだと思います。より良い未来を目指して自ら動き人に尽くす、これはライオンズクラブの役員としてのエピソードですが、医療人としての私もこの信念がなんら揺らぐことはありません。

医療の主役は患者であり、医療人は患者に尽くしてこそ本当の医療であるということを、全ての若い医療者に体現してほしいし、未来の担い手へ伝えてほしいのです。それでこそ真に命を尊び平等性を守る医療の実現につながると信じています。

おわりに

日本の医療が今、難しい局面にあることは医療従事者であれば誰もが感じていることだと思います。

歯止めのかからない少子高齢化やそれに伴う医療費の増大、また医療従事者や、福祉分野まで広げれば介護人材不足の深刻化等、日本において医療・介護領域の課題が大きくのしかかっている現状は、皆さんも既に知るところです。国も地域医療構想をはじめ様々な施策を打ち立てているものの、先行きは依然不透明と言わざるを得ません。

しかしそれと同じくらい、私は個人の問題にも目を向けなければならないと思っています。私も若い頃は怖いもの知らずで、脳神経外科医として立派な手術成績を上げることが生きがいであり、周囲からもそれを期待されていると信じて疑わない時期もありました。しかし、30代でまさかのがん宣告を受け、患者の弱い立場を身をもって思い知ったことで、私は自分の問題に目を向けることができました。それを良しとする医療界全体も間違っている、ということに気づくことができました。

それから40年あまり、「真の医療人」を目指し取り組んできた数々の改革の集大成と言えるのが2022年に開院した中部国際医療センターです。ここでは実務を通して、真の医療人の育成にも力を入れています。どんなに建物が大きくて立派でも、新しくて高性能の機器が導入されていても、そこにハートがなければ良い医療は提供できません。肝心なのはやはり「人」なのです。

集大成と言ってもこれで大団円というつもりはありません。むしろここでまた新たな挑戦ができることに気持ちが高揚しています。目まぐるしく変わる国内外の情勢に流されることなく、その流れの先を読み現状を打破する力を奮い立たせることが、良い医療へまた一歩近づく原動力になるのだと思います。

ただし本質を見失ってはいけません。何のための良い医療か、それは「患者さんを救うため」ただ一つです。ヒポクラテスの時代から変わらぬ医の哲学を、この科学技術が発達した時代に今一度、全ての医療人、医療人を目指す学生一人ひとり、胸に刻み込んでほしいです。医療人としてのスタートはそこからです。

全ては、病める人のために。

山田實紘　やまだ じつひろ

1943年、岐阜県美濃加茂市に生まれる。1968年日本大学医学部を卒業し、脳神経外科学教室に入局。専門医の資格や博士号を取得して経験を積んでいた中、1982年に医療法人厚生会木沢記念病院 脳神経外科部長となる。医療の地域格差をなくし、世界から選ばれるがん治療のメッカとなる病院にすることを目標に活動を続けている。

岐阜大学医学部客員臨床系医学教授、社会医療法人厚生会 中部国際医療センター 中部脳リハビリテーション病院 多治見市民病院 理事長、ライオンズクラブ国際協会 元国際会長、特定医療法人清仁会 のぞみの丘ホスピタル 理事長、社会福祉法人慈恵会 理事長、学校法人あじさい学園 中部国際医療学院 理事長、在岐阜モロッコ王国 名誉領事。

本書についての
ご意見・ご感想はコチラ

医療格差なき日本へ

2024年3月11日　第1刷発行

著　者　　山田實紘
発行人　　久保田貴幸

発行元　　株式会社 幻冬舎メディアコンサルティング
〒151-0051　東京都渋谷区千駄ヶ谷4-9-7
電話　03-5411-6440（編集）

発売元　　株式会社 幻冬舎
〒151-0051　東京都渋谷区千駄ヶ谷4-9-7
電話　03-5411-6222（営業）

印刷・製本　中央精版印刷株式会社
装　丁　　弓田和則

検印廃止

Printed in Japan
ISBN 978-4-344-94776-4 C0047
幻冬舎メディアコンサルティングＨＰ
https://www.gentosha-mc.com/